교감하는 마음치료 이야기

한약으로 다스리는 정신 질환

교감하는 마음치료 이야기

고영협 노가민 노의준 신강식 우석윤 장지욱 지음

한국경제신문 *i*

교감한의원 그룹(GyoGam Group, GGG) 의료진은 오랜 세월의 임상 경험을 통해 '정신과 프로토콜(Mental Disorder Protocol)'을 연구 개발했습니다. 교감한의원의 '정신과 프로토콜'을 통해 각종 정신과 질환에 대해 그 어떤 의학적 처치보다도 높은 치료율과 뛰어난 치료 효과를 얻을 수 있게 되었습니다. 공황장애, 불안장애, 틱장애, 불면증, 우울증 등 수많은 정신과 질환을 한약으로 치료한 수많은 치료 사례를 얻게 되었습니다.

미국, 캐나다 지역 한의사들은 저희가 개발한 '정신과 프로토콜'에 열광했습니다. 미국, 캐나다 전역에 52개에 이르는 교감한의원 그룹(GGG)이 설립되었고, 미국 LA, 뉴욕, 시카고, 캐나다 밴쿠버 등지에 연구소가 설립되기에 이르렀습니다. 미국 하버드 의

대 '뇌신경연구소'에서는 교감한의원 '정신과 프로토콜'의 한약 치료 효능에 주목하고, 교감한의원 그룹에 공동 연구를 제안해왔습니다. 2019년 5월 31일, 미국 하버드 의대 부설 매사추세츠 제너럴병원(MGH)에서 '정신과 질환 치료 한약 신약 개발'이라는 연구 주제로 역사적인 MOU를 체결하게 되었습니다.

교감한의원 그룹(GGG)은 한국에서 연원해 미국으로 확장되었고, 이제 한국에서 시작하고자 합니다. 교감한의원 의료진은 교감한의원의 '정신과 프로토콜'을 일반 대중이 알기 쉽게 읽고 이해할 수 있도록 《교감하는 마음치료 이야기》를 출간했습니다. 공황장애, 불면증, 틱장애, 우울증 등의 정신과 질환을 알기 쉽게 소개하고, 교감한의원에서 한약으로 치료한 사례들을 실었습니다. 2013~2015년까지 잡지 〈트렌드잇〉에 연재했던 교감한의원의 '정신과 질환 한약치료 칼럼'을 간추려 기재했습니다.

《교감하는 마음치료 이야기》를 통해 교감한의원의 '정신과 프로토콜'이 한국에서도 널리 알려질 수 있기를 바랍니다. 마음의 병으로 힘겨워하는 많은 분들이 마음의 근본치유를 경험하고 다시 일상으로 돌아가, 새로운 삶을 시작할 수 있기를 바랍니다.

2020년 7월
교감한의원그룹 대표원장 노의준

목
차

서문

PART 1. 공황장애

PART 2. 불면증

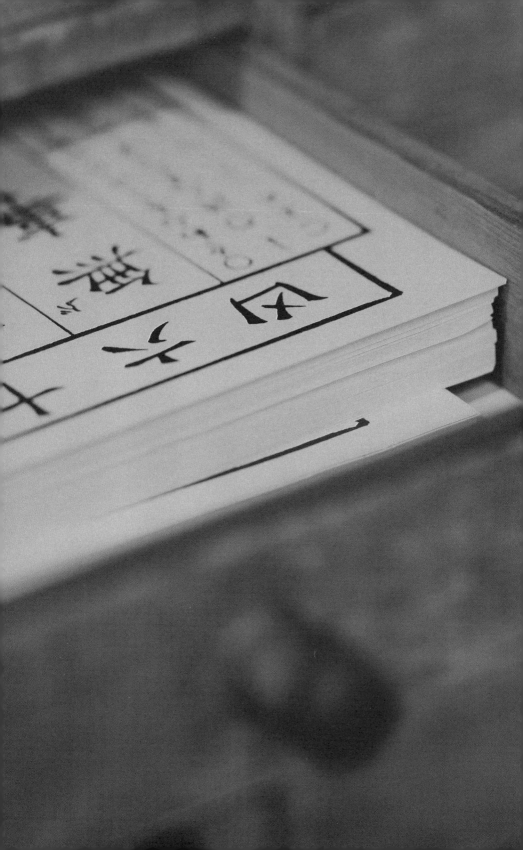

PART 1

공황장애

교감하는 마음치료 이야기 ——————————————————————————

1

공황? 공황장애?

　몇 년 전만 하더라도 공황장애는 많이 알려져 있지 않은 질환이었습니다. 하지만 최근 여러 매체에서 연예인들이 공황장애를 겪고 있다는 사실을 밝히면서 많은 사람에게 알려지게 되었습니다. 공황장애는 현재, 심한 불안과 함께 다양한 신체 증상들이 갑작스럽게 발생하는 불안장애의 하나로 정의되어 있습니다. 이렇게 이야기하면 공황장애라는 것이 뭔가 대단히 심각한 질병이라고 생각될 수 있으나, '공황'이라는 증상은 사람이라면 누구에게나 발생할 수 있는 정상적인 반응이라고 할 수 있습니다.

　경제 순환 과정에서 나타나는 경제 혼란의 현상을 의미하는 '경제 공황'이라는 단어를 들어본 적이 있을 것입니다. 이처럼 '공황'이란 두려움이나 공포로 인해 갑자기 나타나는 심리적 불안 상태를 의미합니다. 이러한 공황을 사람에게 적용해본다면, 다음과 같은 상황을 생각해볼 수 있겠습니다. 만약, 어두운 산속을 걷다가 호랑이를 만났다면 어떨까요? 그때 우리의 몸은 어떤 반응을 나타낼까요? 가슴이 쿵쾅거리고, 입이 바짝 마르고, 숨이 가빠지며, 온몸에 소름이 돋고 죽을 수도 있겠다는 공포에 휩싸이게 될 것입니다. 산속에서 호랑이를 만난 사람 중에 이러한 반응을 나타내지 않는 사람이 과연 있을까요? 이처럼 '공황'이라는 증상은 공황이 발생할 만한 상황이라면, 누구에게나 발생할 수 있는 현상인 것입니다.

그럼, 이러한 '공황'이라는 단어에 '장애'라는 단어가 붙어 만들어진 '공황장애'는 어떤 증상을 이야기하는 것일까요? 바로 앞서 이야기한 공황 상태가 이유나 원인 없이 발생하는 것을 '공황장애'라고 정의할 수 있겠습니다. 쉽게 말해 편한 잠옷을 입고, 푹신한 침대에 자려고 누운 상황, 친한 친구들과 레스토랑에 가서 맛있는 코스 요리를 먹는 상황 등 전혀 공황 상태가 발생할 이유나 원인이 없는 상황인데 말이죠.

산속에서 호랑이를 만났을 때처럼 내 몸에서 공황 증상이 발생한 이유나 원인을 스스로 인식하고 있다면 우리는 그 상황 자체를 불안해하지 않을 것입니다. 그러나 아무런 이유나 원인 없이 발생한 공황 증상은 우리를 당황하게 만들고, 두렵고 무서운 공포 상태로 몰아가게 만듭니다.

'이러다 심장이 멈추는 게 아닐까?'

'응급실에 빨리 가야 하는 건 아닐까?'
'이러다 죽는 건 아닐까?'

예상치 못한 상황에서의 공황 증상들은 우리 머릿속에 이러한 생각들을 떠오르게 하고, 결국 우리를 공황 상태, 그야말로 패닉에 빠지게 만드는 것입니다.

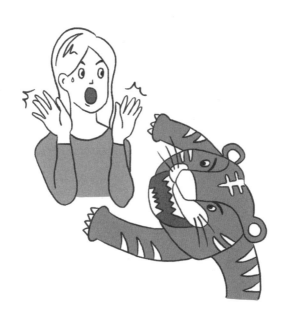

2

공황장애란 무엇일까요?

이제 공황장애에 대한 구체적인 정의를 해보도록 하겠습니다. 공황장애란 반복적이고 예기치 못한 공황발작이 존재하며, 이러한 공황발작이 또 발생하지는 않을까 불안해하는 '예기불안'을 보이고, 이 '예기불안'의 고통으로 인해 생활에 어려움이 생기는 질환을 의미합니다.

- 호흡이 가빠지거나 숨이 막히는 듯한 느낌
- 어지럽고 휘청휘청하거나 졸도할 것 같은 느낌
- 맥박이 빨라지거나 심장이 마구 뛰는 느낌
- 손발이나 몸이 떨리는 느낌
- 땀이 나는 느낌
- 누가 목을 조르는 듯 질식할 것 같은 느낌

- 메슥거리거나 토할 것 같은 느낌
- 딴 세상에 온 듯한 느낌과 내가 아닌 듯한 느낌
- 손발이 저릿저릿하거나 마비되는 느낌
- 오한이나 화끈거리는 느낌
- 가슴 부위에 통증이 느껴지거나 불편한 느낌
- 죽을 것 같은 공포를 느낌
- 미쳐버리거나 스스로 통제할 수 없을 것 같은 두려움을 느낌

공황발작이란 앞선 증상들 중 네 가지 이상의 증상이 갑자기 발생하고, 점점 심해져 10분 이내에 최고조가 되는 것을 말합니다. 공황발작은 보통 20~30분 정도 지속되다가 저절로 사라지게 됩니다. 하루 종일 늘 경험하는 것이 아니라 개인에 따라 증상의 빈도는 차이가 납니다. 1년에 몇 차례만 나타나는 사람도 있고, 심한 경우 하루에 몇 번씩 나타나기도 합니다.

공황장애를 진단하기 위해서는 심근경색이나 협심증 같은 심장 질환이나 갑상선, 부갑상선 질환 등 신체 질환을 감별해야 하며, 정신 질환에서는 우울증, 사회공포증, 정신분열증, 신체형장애 등을 감별하는 것이 필요합니다.

3

공황장애는 왜 일어날까요?

공황장애의 원인 - 자율신경계

공황장애가 발생하는 원인은 무엇일까요? 공황장애의 원인을 알기 위해서는 먼저 자율신경계에 대해 이해해야 합니다. 자율신경계란 평활근(Smooth Muscle), 샘(Gland), 내부 장기(Internal Organ) 등을 지배하는 우리 몸의 신경계를 일컫는 말입니다. 자율신경계는 우리의 의지와는 관계없이 자율적으로 작동하며 호흡, 소화, 순환 등의 균형을 조절하는 역할을 담당합니다. 쉽게 말해 내가 처한 상황에 맞춰 내 몸의 적절한 심장박동 리듬을 자율적으로 조절하는 신경계라 할 수 있습니다.

자율신경계는 크게 교감신경과 부교감신경으로 나뉘고, 교감신경과 부교감신경은 서로 힘을 합쳐 인체의 항상성과 안정성을 유지합니다. 교감신경은 인체가 격렬한 운동을 하거나 공포를 느 낄 만한 위급 상황에 반응하고 대비할 수 있게 하고, 부교감신경 은 위장관의 연동 운동과 분비 활동을 촉진함으로써 소화흡수 기 능을 활발하게 하고, 체내에 에너지를 저장하는 일을 합니다. 즉, 교감신경은 우리를 흥분, 긴장, 예민하게 만드는 신경이고, 부교 감신경은 우리를 안정, 진정, 편안하게 만들어주는 신경입니다. 우리의 일상생활 중 교감신경과 부교감신경이 활성화되는 경우를 생각해보면 다음과 같습니다.

〈교감신경이 흥분하는 경우〉

• 산에서 멧돼지를 만나서 도망갈 때
• 달리기를 할 때
• 번지점프대에 서서 떨릴 때
• 시험을 보러 가서 긴장될 때

〈부교감신경이 흥분하는 경우〉

• 맛있는 음식을 보고 침이 고일 때
• 밥을 먹고 나서 졸릴 때
• 편안한 음악을 들으며 휴식을 취할 때
• 요가나 명상을 통해 심신의 안정을 취할 때

교감신경과 부교감신경은 서로 반대로 작용하면서 인체의 균형을 유지합니다. 예를 들어, 교감신경의 긴장 감소는 부교감신경의 긴장 증가와 같은 효과를 갖게 됩니다. 앞서 교감신경은 인체가 격렬한 운동을 하거나 공포와 같은 위급 상황에 놓여 있을 때 반응하고, 대비할 수 있게 하는 신경계라고 이야기했습니다. 교감신경이 활성화되면 동공은 확대, 침샘은 억제, 심장 박동은 촉진, 소화 기능은 떨어지게 됩니다. 이러한 교감신경이 활성화될 때 나타나는 증상들을 자세히 살펴보면 뭔가 떠오르는 것이 하나 있을 것입니다. 네, 맞습니다. 바로 공황발작에서 나타나는 신체 증상입니다.

앞서 공황 증상을 설명하면서 산속에서 호랑이를 만났을 때를 예로 들었습니다. 산속에서 호랑이를 만났다면 이것이야말로 공포를 느낄 만한 위급 상황이기 때문에 이 상황에서 교감신경이 활성화되는 것은 어찌 보면 너무나 당연한 것이라 할 수 있습니다.

이제 우리는 공황 증상이 교감신경이 활성화될 때 증상과 일치한다는 것을 알게 되었습니다. 그렇다면 공황이 아닌 공황장애, 즉 아무런 이유와 원인이 없이 공황 증상이 발작적으로 발생하는 원인은 무엇일까요? 이 질문을 앞서 이야기했던 자율신경계와 연결지어 다시 해보면 '아무런 이유와 원인이 없이 교감신경계가 활성화될 때 증상들이 나타나는 이유는 무엇일까요?'가 될 것입니다.

교감신경과 부교감신경은 서로 반대로 작용하면서 인체 균형을 유지한다고 앞서 밝혔습니다. 즉, 교감신경이 흥분해 작용한 뒤에는 부교감신경이 활성화되어 교감신경을 견제해서 인체가 한쪽으로 치우치지 않도록 적절히 조절하는 것입니다. 그러나 자율신경계의 균형이 깨지고, 부교감신경이 적절히 견제해주는 시스템이 불안정해지면 어떻게 될까요? 나는 밥을 먹고 잠을 자는 편안한 상황이지만, 교감신경이 불필요하게 활성화되어 교감신경이 활성화되었을 때의 신체 증상들이 나타나게 되는 것입니다.

4

현대인의 생활과 공황장애

현대인의 공황장애 발병률이 해를 거듭할수록 증가하고 있습니다. 그 이유는 무엇일까요? 답은 현대인의 생활에서 찾아볼 수 있습니다. 아침 출근길 만원 지하철에서부터 시작된 스트레스는 과도한 업무와 야근으로 증폭되고, 잠자리에 들 때까지 이어집니다. 잠을 자야 하는 상황이지만, 몸은 아직도 일을 하고 집중해야 하는 상황으로 인식합니다.

현대인은 하루 종일 교감신경이 비정상적으로 흥분해 있는 상태로 지낸다고 해도 과언이 아닙니다. 이러한 상황이 하루이틀이 아닌 오랜 기간 반복된다면 인체에서는 스스로 자율신경계의 균형을 유지할 수 없고, 교감신경의 항진을 부교감신경이 적절히 견제하지 못하는 상황을 초래하고 맙니다. 이러한 상태를 우리는 흔히 '자율신경 실조증'이라고 부릅니다. 자율신경 실조(失調) 상태의 공황장애 증세를 보이는 현대인들은 자율신경 부조화로 인해 교감신경 항진과 부교감신경 저하에 따라 다음과 같은 증상들을 호소하는 경우가 많습니다.

- 조금만 과식하면 명치끝이 막힌 것 같고 소화가 안 된다.
- 신경 쓰는 일이 있으면 소화가 안 된다.
- 얼굴로 열이 잘 오른다.
- 손발과 아랫배가 차다.
- 잠이 드는 데 시간이 많이 걸린다.
- 잠에 들더라도 중간에 2~3번씩 깬다.
- 변비, 설사 등 배변 상태가 좋지 않다.

5

공황장애의 정신과 약물 치료

보통 공황발작이 처음 발생하게 되면 환자는 이 증상이 공황장애의 증상이라고 인지하지 못합니다. 심장이 두근거리고 숨이 가빠오기 때문에 내 몸에 무슨 문제가 생긴 것은 아닐까 하는 생각에 내과에 가서 심장이나 호흡기 등의 여러 가지 검사를 진행하게 됩니다. 아무 이상이 없다는 결과가 나오면 그때부터 병원에서도 정신과 내원을 권유하게 되고, 결국 공황장애로 진단받게 되는 것이 일반적인 수순입니다.

약물 치료

일반적으로 정신과에서 공황장애에 처방하는 약물에는 대표적으로 항불안제와 항우울제가 있습니다.

항불안제

항불안제는 신경안정제라고도 불리는 약물로 중추신경계에 작용하는 신경전달 물질을 조절해 공황장애에 의한 정신적, 신체적 증상들을 완화시킵니다. 항불안, 진정, 근육이완 효과를 나타내며, 급성 불안과 흥분을 조절하는 효과가 있습니다.

항불안제의 대부분은 벤조디아제핀 성분으로 이루어져 있고, GABA 수용체에 작용합니다. 'GABA'란 억제성 신경전달 물질로 GABA가 GABA 수용체에 작용하면 신경안정 작용이 나타나게 됩니다. 즉, 항불안제인 벤조디아제핀이 GABA 역할을 대신해 신경안정 작용을 촉진시켜 항불안 효과를 나타내는 것입니다. 항불안제의 대표적인 부작용으로는 졸음, 집중력 저하 등이 있습니다.

항우울제

항우울제는 뇌에서 기분에 관련된 신경전달 물질들의 불균형을 조절해 공황장애 증상을 완화시키고, 공황장애 증상이 지속되어 동반될 수 있는 우울증 증상의 완화에도 도움을 줍니다.

항우울제 중 대표적인 것은 세로토닌 재흡수 억제제입니다. '세로토닌'은 행복 호르몬이라고 알려진 신경전달 물질로 우리의 기분, 식욕, 행동 등에 영향을 끼치고, 인체에 한 번 작용하고 난 후에 다시 세포로 재흡수되어 회수됩니다. 세로토닌 재흡수 억제제는 말 그대로 이러한 세로토닌이 재흡수되어 회수되는 것을 억제시켜 더 오랫동안 강하게 작용하도록 해줍니다. 세로토닌이 오랫동안 인체에 남아서 강하게 작용하면 순간 우울한 기분이 나아지는 것은 당연할 것입니다. 항우울제의 경우 갑자기 복용을 중단하면, 증상의 재발이나 금단 증상이 발생할 수 있으므로 갑자기 중단하지 않고 서서히 감량해야 합니다.

인지행동 치료

인지행동 치료란 생각과 감정, 행동 사이의 밀접한 연관성을 밝혀내어 왜곡된 생각을 교정하고, 회피하려는 행동을 바로잡는데 초점을 두는 치료입니다. 일반적으로 약물 치료와 병행하는 경우가 많습니다.

공황장애의 인지행동 치료는 공황장애라는 질환에 대해 자세히 설명해주고, 환자들이 오해하고 있거나 잘못 믿고 있는 여러 가지 편견들('공황발작으로 죽을 수도 있겠다'는 생각 등)을 잡아주는 인지 치료와 공포의 대상이 되는 장소나 상황에 불안감 없이 접근할 수 있도록 도와주는 행동 치료를 포함합니다.

공황장애의 경우 앞서 밝혔듯이 예기불안의 고통으로 인해 생활에 어려움이 생기는 상황이 많으므로, 인지행동 치료를 통해 왜곡된 생각과 행동을 교정해주면 불안이나 공포감, 공황발작을 감소시키는 데 효과적입니다.

6

공황장애의 한의학적 치료

정신과의 공황장애 치료의 초점은 공황발작 증상을 어떻게 진정시키는지에 있다고 해도 과언이 아닙니다. 항불안제와 항우울제를 통해 불안감을 줄이고 잠을 재우며, 항불안제나 항우울제 외에 심장 박동 자체를 줄이는 약물을 쓰기도 합니다.

하지만 앞서 이야기했듯이 공황장애의 근본 원인은 자율신경의 실조 상태에 있기 때문에 이를 바로잡아야만 편안한 상황에서 편안한 몸 상태를 스스로 유지할 수 있고, 이유와 원인 없이 공황발작이 나타나는 것을 해결할 수 있습니다.

공황장애라고 다 같은 공황장애가 아닙니다.

공황장애는 세부적인 증상의 조합과 그 원인,
그리고 공황장애가 온 나의 몸 상태를 종합해서 살펴야 치료가 가능합니다.

증상	원인	신체 상태
• 가슴 두근거림 • 수면 불량 • 호흡 불리 • 변비, 설사 • 가슴 답답함	• 심장 과부하 • 교감신경 과항진 • 소화기 문제 • 순환 불리 • 흉부 근육의 과긴장	• 체형 • 한열 척도 • 수면 • 호흡기 상태

공황장애는 뇌의 문제만 치료해서는 해결될 수 없습니다.

공황장애는 신체적 문제+뇌의 문제로 함께 치료해야 합니다.
많은 경우, 육체의 문제가 정신적 문제를 일으키거나 악화시킵니다.
육체적 문제(증상)를 해결하지 않으면 근원적인 정신과 치료가 어렵습니다.

뇌의 문제 (정신적 문제)	신체적 문제 (제반 환경의 문제)

공황장애는 내 몸의 균형이 깨졌을 때 나타납니다. 불균형의 원인은 스트레스, 노화, 신체적 질병 등 다양하며, 환자 개인의 체질과 상태에 따라 증상도 천차만별입니다. 공황장애는 다양한 변수가 많은 질환이기에 항불안제나 항우울제 같은 증상 진정의 효과에서 더 나아가 한의학적인 치료를 통해 인체의 균형과 자율신경의 밸런스를 회복하는 근원적인 치료를 해야 합니다. 또한 공황장애의 한의학적 치료를 통해 인체의 균형과 자율신경 밸런스를 회복하게 되면 질환 극복은 물론 몸 자체의 근본적인 힘도 길러져 공황장애를 포함한 다른 부가적인 불편한 증상들 역시 함께 호전되는 경우도 많습니다.

7

교감한의원의 공황장애 치료

동일한 공황장애 진단을 받고 내원한 환자라 하더라도 치료의 과정은 조금씩 다를 수밖에 없습니다. 인체의 균형과 자율신경 밸런스를 회복하는 것을 목표로 치료가 진행되는 것은 동일하나 환자 개개인마다 체질이 다르고 증상도 천차만별이기 때문입니다. 어떤 공황장애 환자는 공황발작 증상으로 심장이 미칠 듯이 빠르게 뛰는 증상을 호소하는 반면, 어떤 공황장애 환자는 공황발작 증상으로 흉통이 발생하고 배에 가스가 차고 트림이 계속 나오는 증상을 호소하기도 합니다.

오랜 기간 많은 공황장애 환자를 치료해본 결과, 교감 의료진들은 공황장애 환자를 크게 네 가지 타입으로 나누어 치료할 때 가장 치료율이 좋다는 사실을 알게 되었습니다.

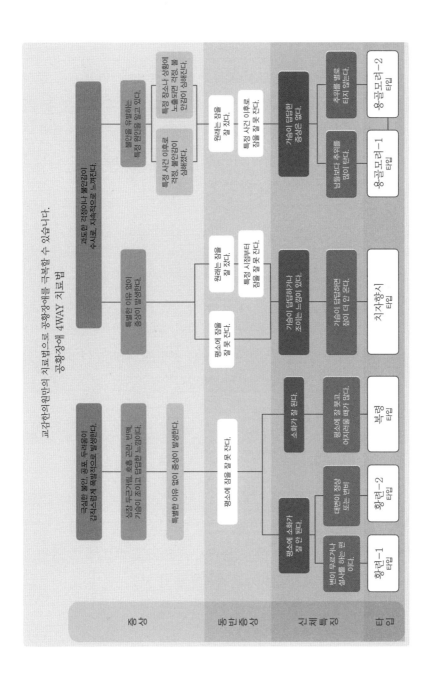

황련 타입

공황장애 증상과 함께 심한 불면을 호소하는 타입입니다. 증상의 정도가 심하고, 공황장애 증상이 발병하기 전에도 잠을 못 자는 경우가 많습니다. 황련이라는 약재가 주요 치료 약물이고, 동반되는 신체 증상을 참고해 처방을 결정하게 됩니다.

복령 타입

공황장애의 신체 증상은 가볍게 호소하고, 불면을 호소하는 경우가 있지만 그 정도가 황련 타입에 비해 심하지 않습니다. 불안으로 인해 걱정이 많은 것이 특징입니다. 복령이라는 약재가 주요 치료 약물이고, 동반되는 신체 증상을 참고해 처방을 결정하게 됩니다.

치자향시 타입

공황장애의 증상 중 유독 가슴이 답답한 증상이 두드러지는 타입입니다. 흉부 증상이 발생하는 날에는 불면증이 뚜렷하게 악화되는 경향을 보입니다. 치자, 향시가 주요 치료 약물이고, 동반되는 신체 증상을 참고해 처방을 결정하게 됩니다.

용골모려 타입

평소에는 불면증이 없으나 공황장애 증상이 생긴 후 갑자기 유발된 불면증을 호소하는 타입입니다. 평소 감정 중 불안 또는 공포가 유독 두드러지고, 신체 증상은 심하게 나타나지 않는 편입니다. 용골, 모려가 주요 치료 약물이고, 동반되는 신체 증상을 참고해 처방을 결정하게 됩니다.

8

공황장애와 유산소 운동

공황장애의 원인을 알고 그에 맞는 적절한 치료를 받는 것이 무엇보다 가장 중요하지만, 치료를 받는 가운데 일상 속에서 꾸준한 관리가 동반된다면 그 효과는 배가될 것입니다. 유산소 운동은 모든 면에서 공황장애에 도움이 되는 관리법이 될 수 있습니다.

몸이 아픈 사람이 기분이 좋기는 쉽지 않습니다. 또한 항상 기분이 처져 있는 사람 중에서 몸이 건강한 사람을 찾아보기도 어렵습니다. 몸이 건강해야 마음도 건강해지는 법이기 때문입니다. 일반적으로 심리 치료나 인지행동 치료를 받을 때 유산소 운동을 병행시키는 것도 이러한 이유에서입니다.

수축과 이완을 반복하는 유산소 운동은 자율신경을 안정화하는 데 많은 도움이 됩니다. 또한 심폐 기능과 소화 기능을 강화시키고, 우울감을 개선시켜줍니다. 무엇보다 유산소 운동은 체력을 길

러줍니다. 공황장애를 포함한 모든 질병들을 이겨내는 데 뒷받침
되어야 할 것이 바로 우리의 체력입니다. 체력이 강한 사람은 자
신의 병을 스스로 쉽게 이겨낼 수 있습니다. 또한 체력은 공황장
애가 완치된 후에도 재발을 방지하는 밑바탕이 됩니다.

9

공황장애의 교감한의원 치료 사례

앞에서 밝혔듯이 공황장애에 사용되는 대표적인 정신과 약물은 항불안제와 항우울제 계통입니다. 하지만 실제 임상에서 치료 효과나 치료율은 그리 높지 않습니다. 공황장애를 치료하는 정신과 약물은 우리 몸의 뇌에서 분비되는 신경전달 물질의 분비 이상을 외부 물질을 통해 조절해 치료하려고 하기 때문입니다. 그래서 공황장애의 양약 치료는 병을 근원적으로 치료한다기보다는 일시적인 증상의 완화, 억제에 그치는 경우가 대부분입니다.

또한 양약을 복용 중에는 증상이 개선되는 듯 보이지만, 약을 끊으면 이내 증상이 재발되거나 오히려 더 악화되거나(리바운드), 약의 양을 점점 더 늘려야 효과가 나타나게 되거나(하향조절), 약을 끊고 싶지만 그것이 아니면 도저히 진정이 안 되어 약에 의존하게 되는 현상 등이 생기게 됩니다. 더욱이 공황장애 환자들은 항정신성 약물을 장기간 복용하면서 정신이 멍해지거나 생활이 흐트러지는 것에 대한 거부감이 강한 경향이 있으므로 항정신성 약물의 장기 복용을 기피하는 경우가 많습니다.

공황장애는 내 몸의 균형이 깨졌을 때 나타납니다. 불균형의 원인은 스트레스, 노화, 신체적 질병 등 다양하고, 환자 개인의 체질과 상태에 따라 증상도 천차만별입니다. 다양한 변수가 있는 질환이기 때문에 항불안제나 항우울제와 같은 증상 진정의 효과에서 나아가 한의학적인 치료를 통해 인체의 균형과 자율신경의 밸런스를 회복하는 근원적인 치료를 해야 합니다. 한의학적 치료를 통해 인체의 균형과 자율신경 밸런스를 회복하면 질환의 극복은 물론, 몸 자체의 근본적인 힘도 길러져 다른 부가적인 불편 증상 역시 함께 호전되는 경우도 많습니다.

다음은 공황장애의 실제 치료 사례입니다.

OOO씨. 여성. 162cm/57kg

결혼 8년차 주부입니다. 시댁과의 극심한 불화로 지난 수년간 심한 스트레스에 시달렸습니다. 수시로 가슴이 두근거리고 터질 듯 답답합니다. 그러면 마음이 불안, 초조, 긴장되고 쉽게 흥분하게 됩니다. 또한 얼굴로 열이 달아오르고, 손발에 진땀이 나고, 머리가 어지럽고, 뒷목 어깨가 뻣뻣하게 결리고, 매일 밤을 새다시 피 하며 잠도 잘 못 잡니다. 소화가 안 되면서 복통 설사, 구토가 동반되기도 합니다.

3년 전 정신과 병원에서 공황장애 진단을 받고 양약을 복용했으나, 양약이 몸에 맞지 않았습니다. 양약을 먹으면 속이 쓰리고, 몸과 머리가 무겁고 늘어지면서 계속 졸렸습니다. 그래서 양약을 포기하고 간간이 신경안정제를 복용하는 정도로 지내고 있습니다.

이 환자의 상태를 자율신경체계로 진단하면 교감신경이 흥분되고, 부교감신경이 저하되어 있다고 볼 수 있습니다. 한약에는 우리 몸의 흥분된 교감신경을 진정시켜서 뛰는 가슴을 진정시키고, 흥분을 가라앉히며 마음을 편안하게 해 숙면을 취하게 해주는 뛰어난 효능을 가진 약재들이 많이 있습니다.

그 대표적인 약물로 복령(소나무 기생버섯), 황련(깽깽이풀), 향시(발효콩, 즉 청국장) 등이 있습니다. 이 환자 역시 이러한 한약재들을 배합해 총 10주 동안 한약을 복용했고, 복용 7주에 이르러 공황장애와 그로 인한 제반 증상이 모두 소실되었습니다. 이후 재발을 방지하기 위해 3주치를 더 복용한 이후 1년이 지난 지금까지도 제반 증상의 발현 없이 편안하게 잘 지내고 있습니다.

OOO씨. 35세 남성. 167cm/68kg

환자는 유명 대기업에 다니는 전도유망한 사원이었습니다. 혼자서 수백 개의 하청업체를 관리하다 보니 극심한 업무 스트레스에 시달리게 되었습니다. 하루에만 20여 개의 업체 관계자와 만나야 했고, 150통이 넘는 전화통화를 했습니다. 진료 중에도 계속해서 전화가 울렸고, 한동안 통화를 하곤 했습니다. 그러던 중 지난해 두 번에 걸쳐서 공황발작이 왔습니다. 식사 도중 갑자기 가슴이 두근거리고, 어지러우며 호흡 곤란이 와서 응급실에 실려 갔습니다. 이후 상시적으로 공황발작이 발생했고, 공황발작 시 미열, 가슴 두근거림과 답답함이 느껴졌고, 손발에 땀이 흥건하게 났으며 전신에도 진땀이 났습니다. 머리가 무겁고 두통이 오면서 정신이 혼미해지고, 마음도 불안해져서 안절부절못하게 되었습니다.

잦은 공황발작으로 배에 가스가 자주 차게 되었고, 배에 가스가 차면 공황발작이 시작되었습니다. 평상시에도 배가 자주 아프고, 속이 더부룩한 상태가 지속되었습니다. 원래는 잘 잤는데 잠도 잘 오지 않게 되었습니다. 지난 1년간 공황장애를 치료하기 위해 안 다녀본 병원이 없을 정도로 여러 병원을 전전했으나 증상은 개선되지 않았습니다. 저에게 찾아오셨을 때는 세로자트(Seroxat), 자낙스(Xanax), 세로켈(Seroquel) 등의 정신과 양약을 복용 중이었습니다. 환자는 체형이 다소 비만하고, 골격이 굵으며 단단한 사람이었습니다.

정신과 질환의 한약 치료에서는 성향·감정·수면·대변 상태가 중요한 정보가 됩니다. 또한 이분은 특징적으로 복만(배에 가스가 차는 증상)이 생기면 심계항진(가슴 두근거림)이 생기고, 뒤이어 공황발작이 발생했습니다. 이것으로 보아 복만은 심계항진 → 공황발작의 전조증상이므로 복만이 제거되면 심계항진과 뒤이은 공황발작 또한 좋아질 것이라고 기대할 수 있었습니다.

처방해드린 첫 15일 치를 복용하고 복만, 복통, 속쓰림부터 좋아지기 시작했습니다. 복만이 좋아지면서 이에 따라 심계항진과 흉만 역시 소실되었고, 심리적 불안감도 매우 개선되었습니다. 대변도 전보다 편하게 잘 보게 되었습니다. 한 달째에는 불면 또한 좋아져서 수면제를 끊을 수 있게 되었고, 총 3개월의 치료 후 공황장애 제반 증상이 사라졌습니다. 재발도 없었고, 공황장애에 수반되어 발생한 나머지 증상들도 모두 사라져 치료를 종료했습니다.

OOO씨. 29세 여성. 163cm/53kg

환자는 29세 여성으로 한 달 전 한국에서 밴쿠버로 향하는 비행기 안에서 심장이 뛰고, 가슴이 심하게 답답한 증상을 처음 느꼈습니다. 이후 차를 타고 멀리 나가거나 엘리베이터 같은 좁은 공간에 있을 수 없게 되었습니다. 환자는 똑같은 증상이 다시 느껴진다고 호소했습니다. 여행을 매우 좋아하는 분이었는데, 여행을 못 다니게 될까 봐 너무 불안하다고도 호소했습니다. 앞서 말한 조건 외에 스트레스에 의해서도 증상이 악화되었고, 좁은 공간에 갇히는 느낌이 들면 심장이 두근거리고 가슴이 답답한 증상 외에도 얼굴로 열이 달아오르고 숨이 차는 증상도 나타났습니다.

이분은 추위를 많이 타고 손발은 찬데 비해 긴장하거나 흥분하면 얼굴로 열이 쉽게 달아오르고, 소화력도 약한 편이었습니다. 평소 명치가 자주 더부룩해서 답답하고, 잠도 쉽게 들지 못했습니다. 체력이 약하고, 내성적이면서 여성적인 성격에다 걱정, 불안 거리가 많고, 잘 놀라며 겁도 많고 예민한 분이었습니다.

이분의 주요 증상과 신체 증상을 고려해서 처방한 한약을 복용하고 일주일 만에 좋은 반응이 나오기 시작했습니다. 2주차에는 가슴 두근거림과 답답함이 거의 사라졌고, 총 두 달 동안 복용한 후에는 나머지 모든 증상이 사라졌습니다. 환자는 5주 동안 로키산맥, LA 여행을 다녀오면서 장시간의 비행기 탑승 및 장거리 버스 이동에도 아무 문제가 없었다고 후에 알려주셨습니다.

10

공황장애를 바라보는 관점

인체는 질병을 유발하는 다양한 원인으로부터 자유로울 수 없습니다. 그러나 지속적인 스트레스 등 외부 환경의 급격한 변화에도 건강하고 균형 잡힌 인체 상태를 유지하는 사람은 다양한 질병이 발생할 확률이 현저히 떨어질 수밖에 없습니다.

공황장애 역시 크게 다르지 않습니다. 공황장애를 단순히 뇌신경전달 물질의 이상으로 발생한다고만 생각해서는 안 되며, 이 역시 인체의 전반적인 건강과 균형이 깨져 발생하는 질환으로 바라보아야 합니다.

사람은 누구나 인체 시스템을 동일하게 유지하려고 하는 조절력을 가지고 있습니다. 조절력이 좋은 사람은 인체 외부의 환경 변화에도 인체의 조건을 동일하게, 쉽게 유지할 수 있습니다. 또한 조절력이 충분하다는 것은 외부 환경 변화에 대해 완충 역할을 해서 인체가 정상적인 대사를 충분히 수행할 수 있다는 것이고, 우리는 이러한 조절 능력이 충분한 상태를 건강한 인체 상태라고 이야기합니다. 하지만 건강과 균형이 깨진 인체는 조절력 역시 저하되어 있어 인체 시스템을 동일하게 유지하는 것이 어렵습니다. 이처럼 조절력이 깨져버린 망가진 인체는 다양한 질환을 유발할 수 있고, 그 질환이 신경정신 쪽으로 발생한 것이 공황장애라고 생각할 수 있습니다.

따라서 공황장애를 치료하기 위해 뇌신경전달 물질만을 약물로써 조절할 것이 아니라, 공황장애가 생길 수밖에 없는 망가진 인체 상태를 건강하게 회복시켜 조절력을 정상화한다면 공황장애 역시 자연스럽게 이겨낼 수 있게 됩니다.

실제로 치료를 위해 내원하는 공황장애 환자들 역시 공황장애를 치료해달라고 호소하지만, 이러한 공황장애와 함께 소화불량, 두통, 수족냉증, 변비 등의 신체적 문제를 동반하고 있는 경우가 대부분입니다. 건강한 신체를 만드는 것에 집중하고, 그에 맞는 치료를 꾸준히 시행하면 소화가 잘되고 두통이 소실되며, 쾌변을 보고, 손발에 온기가 도는 것을 느낄 수 있습니다. 동시에 공황장애 증상도 함께 소실됩니다. 신체적 환경이 편안해지면 신경적인 문제들은 자연스럽게 해결되는 것입니다. 이것이 바로 괴로운 공황장애로부터 벗어날 수 있는 근원적인 방법이라 할 수 있겠습니다.

다시 한 번 강조하지만, 공황장애는 인체의 불균형 문제를 바로잡으면 충분히 이겨낼 수 있고, 누구나 이전의 행복한 일상으로

되돌아갈 수 있는 극복 가능한 질환이라는 것을 꼭 기억하고 치료
에 대한 희망을 가졌으면 좋겠습니다.

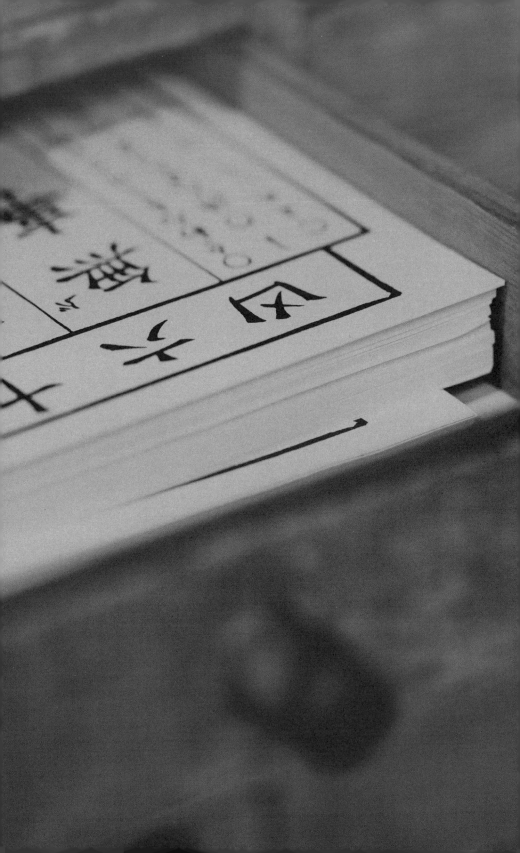

PART 2

불면증

교감하는 마음치료 이야기 ─────────────────────────────────────

1

불면증?

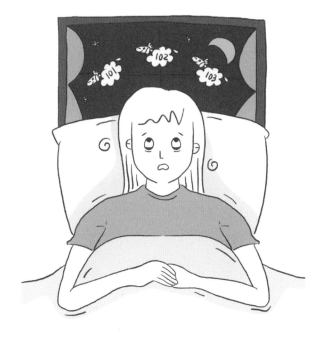

저도 불면증을 겪어봤지만 잠을 못 자는 것만큼 괴로운 것이 또 있을까 싶습니다. 머리를 바닥에 대는 순간 잠드는 사람들을 보면 그렇게 부러운 것이 없습니다. 진료를 하면서 밤에 잠을 못 자 고생하는 분들을 정말 많이 만납니다. 잠들기가 어려워 뒤척거리다가 동틀 무렵 겨우 지쳐 잠드는 분들, 잠은 드는데 중간에 깨면 다시 잠이 들지 않아 괴로우신 분들이 많으실 겁니다. 요즘은 불면으로 고생하는 분들이 이전보다 훨씬 많아진 듯합니다. 이제부터 불면이란 무엇인지, 왜 잠이 안 오는 것인지, 왜 깊은 잠을 못 자는 것인지 등 불면증에 대해 하나씩 알아보도록 하겠습니다.

불면증이란 무엇을 말하는 것일까요? '불면증'이란 말 그대로 잠을 잘 자지 못하는 증상을 말합니다. 본인이 생각하는 주관적인 느낌에 더해 다른 사람이 봤을 때 객관적으로 느끼는 수면의 양과 질이 부족하거나 효율적으로 수면을 취하지 못하는 것을 말합니다. 밤에 충분히 잠을 자지 못하면 수면 부족 상태가 되어 낮 동안 졸음, 피로감, 의욕 상실 등을 초래해서 일상생활에 지장을 주고, 삶의 질을 떨어뜨리게 됩니다. 우리나라 20세 이상의 성인 500명을 대상으로 한 한국보건사회연구원의 연구 결과에 의하면, 지난 한 달간 불면증을 경험한 적이 있다고 응답한 비율이 전체의 73.4%로 매우 높게 조사되었습니다.

이렇게 불면증은 많은 사람들이 한 번쯤은 겪어봤을 만한 질환입니다. 대부분 불면이 가볍게 지나가는 경우가 많지만, 어떤 사람들은 불면이 오래되어 질병의 상태에까지 이르게 되는 경우도 있습니다. 그렇다면 불면증의 종류에는 어떤 것이 있고, 그 원인은 무엇이며, 치료는 어떻게 하는지 한번 알아보도록 하겠습니다.

2

불면증의 종류에는 무엇이 있을까요?

　불면증의 종류는 불면증의 패턴에 따라 세 가지로 나눌 수 있으며, 불면증을 겪은 기간에 따라서도 두 종류로 나눌 수 있습니다. 먼저 불면증의 패턴에 따라 세 가지 종류로 나누면 다음과 같습니다.

- 잠들기가 어려운 입면장애형 불면
- 잠은 들지만 자는 도중 자주 깨는 수면유지 장애형 불면
- 너무 일찍 잠에서 깨어나는 조기 각성형 불면

　또한 불면증을 겪은 기간에 따라서 두 종류로 나누면 다음과 같습니다.

- 2~3주 정도의 단기 불면증
- 4주 이상 지속되는 장기 불면증

몇 개월 이상 불면증을 겪는 만성 불면증의 경우 대부분 초기의 단기 불면증을 가볍게 생각하고, '괜찮아지겠지' 하면서 어떤 조치도 취하지 않아서 생기는 경우가 많습니다. 따라서 불면증을 겪은 지 4주가 넘었다면 반드시 정확한 진단을 통해 적절한 치료를 받을 필요가 있습니다.

3

불면증의 원인은 무엇일까요?

불면증의 원인은 크게 질병 원인, 성격적 원인, 사회적 원인, 약물 오남용의 네 가지로 나눌 수 있습니다. 먼저 질병 원인에 대해 살펴보겠습니다.

만성 질환으로 인한 이차적인 불면증

관절염, 두통 등의 통증성 질환, 갱년기 장애, 뇌졸중이나 파킨슨병 등의 중추성 질환, 갑상선과 신장 질환 등에 의한 호르몬 분비 장애, 수면 무호흡증, 우울증 등의 신경정신과적 질환 등은 불면증을 유발하는 대표적인 만성 질환입니다.

예를 들어, 머리가 깨질 듯한 두통으로 인해 잠에 들지 못하거나 숙면을 취하지 못하는 것이 이차성 불면증입니다. 이러한 경우 불면증을 일으키는 만성 질환을 잘 치료하면 불면증이 좋아질 가능성이 높습니다.

성격적 원인

완벽주의, 감정의 기복이 심한 성격, 내성적이고 꼼꼼한 성격, 조그만 일에도 걱정이 많은 성격, 불안과 두려움이 많은 성격을 가진 경우 불면증이 발생할 가능성이 높습니다. 이런 성격을 가진 분들은 자율신경의 조절 능력이 다른 사람들에 비해 떨어져 있을 가능성이 높습니다. 자율신경은 인체의 항상성을 조절해주는 신경으로, 긴장할 때 항진되는 교감신경과 마음이 이완될 때 항진되는 부교감신경으로 구성됩니다. 이 조절 능력을 향상시켜서 불면증을 치료하게 됩니다.

사회적 원인

경제적 불안, 과도한 업무 스트레스, 이별, 죽음, 부도 등의 정신적 충격을 받은 경우 불면증이 발생할 수 있습니다. 이러한 외부 요인이 없어지면 많은 경우 불면증이 자연적으로 치료되지만, 그렇지 않은 경우도 많습니다. 외부의 요인이 없어졌는데도 불면증, 공황장애, 우울증 등의 정신과적 문제가 계속 남아 있는 경우는 반드시 치료가 필요합니다.

약물 오남용이나 음주

각성제, 스테로이드제, 항우울제, 교감신경 차단제 등의 약물이나 카페인이 많이 함유된 커피는 불면증의 원인입니다. 또한 수면제 복용 기간이 너무 오래되어도 수면 단계의 변화로 인해 불면증이 심해질 수 있습니다. 수면제는 불면증을 근본적으로 치료하는 방법이 아니라, 일시적으로 완화시켜주는 방법입니다. 수면제는 단시간 사용하고 중단해야지, 장기간 복용하면 불면증이 더 심해지거나, 다른 정신과적 부작용이 발생하므로 주의해서 복용해야 합니다.

많은 사람들이 잠이 잘 오지 않으면 술을 한잔하고 잡니다. 술을 마시면 정신적, 신체적 긴장이 완화되면서 잠이 드는 것입니다. 이처럼 소량의 술은 수면 유도에 도움을 줄 수 있지만, 지속적으로 숙면을 위해 음주를 하게 되거나 과음을 하게 되면 음주로 인해 잠이 자주 깨고, 숙면이 어려워져 수면의 질을 떨어뜨립니다. 따라서 음주는 숙면에 결코 좋은 해답이 될 수 없습니다.

이외에 일시적으로 겪는 불면증의 흔한 원인은 여행으로 인한 시차, 새로운 직장, 이사, 입원 등으로 규칙적인 생활 리듬이 바뀌는 것입니다. 이 경우 대부분 며칠이 지나면 좋아집니다. 하지만 이 역시 시간이 지나도 좋아지지 않는 경우 반드시 치료를 받아야 합니다.

4

불면증은 어떻게 진단할까요?

　그렇다면 불면증이라는 병은 어떻게 진단할까요? 불면증은 적어도 1개월 이상 잠들기 어렵거나 잠을 유지하는 데 어려움이 있고, 그로 인한 낮 동안의 피로감으로 일상생활에서 어려움이 있을 때 진단합니다.

　불면증을 진단하기 위해 가장 중요한 것은 '수면 일기'를 통해 본인의 수면 습관을 확인하는 것입니다. '수면 일기'란 수면과 관련된 모든 상황을 일기 형식으로 쓰는 것으로 잠자리에 드는 시간, 잠이 든 시간, 잠에서 깨는 횟수와 시간, 전체 수면 시간, 일어나는 시간, 낮잠 등을 기록합니다. 수면 일기를 쓰면, 잠자리에 드는 시간이 일정하지 않다는 등 본인의 잘못된 수면 습관을 확인할 수 있습니다.

　함께 자는 동거인을 통해 본인에게 코골이가 있는지, 수면 중의 행동이 어떤지 등에 대해 물어보는 것도 도움이 됩니다. 현재 복용 중인 약물에 대해서도 살펴봐야 하는데, 불면증을 일으키는 흔한 약제로는 각성제, 스테로이드제, 항우울제, 교감신경 차단제 등이 있습니다.

5

불면증은 어떻게 치료할까요?

이번에는 불면증을 어떻게 치료하는지 알아봅시다. 기본적인 수면 위생에 대해 알아보고, 양방 수면제에 대해서 좀 더 살펴보도록 하겠습니다.

수면 위생

불면증의 가장 흔한 원인은 잘못된 수면 습관입니다. 잘못된 수면 습관을 수정하고, 건강한 수면을 취할 수 있도록 하는 것이 수면 위생입니다. 따라서 수면 위생을 잘 지켜주는 것이 중요합니다. 수면 위생을 위한 열 가지 수칙은 다음과 같습니다.

〈수면 위생을 위한 열 가지 수칙〉

1. 낮잠을 피합니다. 밤에 충분히 자지 못해 낮에 피곤하고 졸린다고 해서 낮잠을 자게 되면 밤에 잠을 못 자는 악순환이 일어나므로 낮잠을 자지 않는 것이 좋습니다.

2. 잠자리에 누워 있는 시간을 일정하게 합니다. 예를 들어 수면 시간을 여덟 시간으로 결정했으면 잠을 잤는지 여부와 관계없이 침대에 눕기 시작한 순간부터 여덟 시간이 지나면 일어나서 침대를 떠나야 합니다.

3. 잠자리에 누워서 10분 이상 잠이 들지 않으면 일어나서 침대 밖으로 나오고, 단순한 작업을 하면서 잠이 올 때까지 기다립니다. 이때 TV를 보는 것보다는 책을 읽는 것이 좋습니다.

4. 침대는 오로지 잠을 자기 위해서만 사용하고 다른 일을 하거나 생각하기 위해 침대에 눕는 것을 피합니다.

5. 주말이나 휴일에도 일어나는 시간을 일정하게 합니다. 주중에 수면이 부족했다고 해서 주말에 늦잠을 자지 않도록 합니다.

6. 밤에 깨더라도 시계를 보지 않습니다.

7. 매일 규칙적으로 운동을 하고 저녁 늦은 시간에는 운동을

하지 않는 것이 좋습니다.

8. 잠자리에 들기 약 두 시간 전에 따뜻한 물로 목욕을 하면 잠이 드는 데 도움이 됩니다.

9. 수면을 방해하는 담배, 커피, 홍차, 콜라, 술 등을 피합니다. 술은 수면을 유도하는 효과가 있지만, 숙면을 방해해 자주 깨게 만들고 깊이 잠들지 못하게 하므로 마시지 않도록 합니다.

10. 배고픈 느낌인 공복감도 잠들기 어려운 원인이 되므로 우유 등을 따뜻하게 데워서 마시면 도움이 됩니다.

만성 질환 치료

관절염, 두통과 같은 통증 질환, 호흡 곤란이 있는 심폐 질환, 전립선비대증이 있는 경우 잠들기 어렵거나 잠을 자다가 자주 깨기 때문에 해당 질환을 먼저 치료해야 합니다. 불안증이나 우울증도 불면증의 중요한 원인이므로 잘 평가하고 치료해야 합니다. 좋은 수면 위생의 훈련과 함께 취침 시간의 제한, 이완 요법, 바이오 피드백, 광선 치료가 불면증 치료에 도움이 될 수 있습니다.

수면제

수면제는 비약물 치료에 반응이 없고, 낮 동안 일상생활에 지장이 있거나 잠을 못 자지 않을까 하는 불안감이 증가해 불면증이 장기화될 가능성이 있는 경우 복용할 수 있습니다. 가능하면 소량으로 단기간 복용해야 합니다. 수면제 종류별로 복용 시작 시간, 수면을 지속시킬 수 있는 시간, 낮 동안의 진정 효과, 이상 반응 등이 다양하므로 불면증의 원인, 유형과 수면제의 약리학적 특성을 동시에 고려한 후 복용해야 합니다.

수면제에는 항우울제, 항불안제(수면유도제, 벤조다이아제핀)와 같은 전문 의약품과 항히스타민제, 멜라토닌과 같은 일반 의약품이 있습니다. 코골이, 하지불안증후군, 주기적 사지운동증이 불면증과 동반되어 있다면 이에 대한 치료도 함께 해야 합니다. 복용하던 수면제를 갑자기 중단할 때 오히려 불면증이 더 심해지는 반동성 불면증이 나타날 수도 있습니다.

6

수면제의 부작용에는 어떤 것이 있을까요?

불면증 치료로 가장 많이 찾는 것이 양방 수면제입니다. 과연 수면제는 불면증의 가장 좋은 치료 방법일까요? 수면제를 처음 복용하면 며칠은 쉽게 잠들게 됩니다. 이런 즉각적이고 강력한 효과 때문에 사람들은 본능적으로 수면제를 찾습니다. 게다가 잠들지 못하는 그 순간이 너무 괴롭고 힘들어 수면제를 찾게 됩니다.

하지만 쉽게 잠들게 해준 것에 비해 그 대가가 상당히 혹독할 수 있습니다. 당장 잠을 잘 수 있게 해주지만 아침에 개운하게 일어나도록 도와주지는 않습니다. 오히려 머리가 무겁고, 마음이 가라앉는 듯한 느낌이 들기도 합니다. 며칠 동안 수면제를 먹고 자다보면 '오늘도 수면제를 먹고 자야 하나?' 하는 자괴감이 들기도 합니다.

또한 수면제를 지속적으로 찾게 되면, 수면제를 먹지 않으면 잠을 이루지 못하는 의존성과 내성이 생겨 더 자주, 더 많은 수면제를 찾게 됩니다. 그러다 결국 몸의 밸런스가 무너져 오히려 건강을 해치고 잠도 더욱 오지 않게 되는 것입니다.

수면제는 가급적 짧은 기간 최소한만 복용해야 합니다. 단기적인 수면제의 효과에 기대하기보다는 치료 기간은 오래 걸릴지 몰라도 내 몸의 상태를 살펴 불면증을 근본적으로 치료하는 것이 현명한 방법입니다.

서양 의학의 전문가들도 수면제는 응급 처치일 뿐이라고 강조하며, 수면제는 꼭 예외 상황에서만 그리고 의사와의 상담 후에만 복용해야 한다고 말합니다. 또한 수면제로 인한 위험성에 대해서도 결코 과소평가해서는 안 되고, 수면제를 복용한다고 해서 자신이 원하는 만큼의 질적인 수면이 보장되지는 않는다고 설명합니다.

수면제나 기타 신경정신과 계통의 약물들은 정상적인 신경전달 물질의 분비가 저하된 것을 맞춰주기 위해 인위적으로 그것과 비슷한 물질들을 체내에 공급해주는 역할을 합니다. 즉, 자연스럽게 분비되어야 할 물질들을 약을 통해 공급받는 것입니다. 하지만 이렇게 되면 우리 몸은 자율적인 분비 기능을 잊어버리고, 입을 통해서 공급받는 것에 익숙해져 그 기능이 퇴화하게 됩니다. 그렇기 때문에 수면제에 의존하면 할수록 자율적인 신경전달 물질을 분비하는 기능이 퇴화하고, 수면제에 대한 의존성은 더욱 심해지는 일종의 악순환을 반복하게 되는 것입니다.

부러진 뼈가 다시 붙을 때나 피부에 난 상처가 아물 때 시간이 필요한 것처럼 자율적인 분비 기능을 회복시키는 데는 시간이 필요합니다. 수면제를 오랫동안 복용해온 불면증 환자분이라면 자율적 분비 기능을 회복하는 데 3개월에서 6개월, 길게는 1년이 걸리기도 합니다. 수면제의 부작용에 대해 구체적으로 더 알아보도록 하겠습니다.

수면제 내성

사람의 감각이나 신경에 작용하는 약물은 몸이 그 약에 익숙해지면서 내성을 가지게 됩니다. 따라서 약의 효과를 얻기 위해서 조금씩 복용량이 늘어나게 되고, 약에 대한 의존도도 높아지게 됩니다. 하지만 약의 복용량을 무한정 늘릴 수는 없다 보니, 자꾸만 이전보다 강한 약을 찾게 되고, 결국 더 이상 쓸 약이 없는 상황에 이르고 마는 경우가 많습니다.

반동성 불면증

수면제에 의존해서 자는 데 익숙해진 상태에서 수면제의 복용을 갑자기 중단하면 그전보다 더 극심한 불면증에 시달리면서 피로감, 전신 쇠약, 우울증, 신경과민, 오한, 미각과 후각의 변화, 경련, 메스꺼움, 두통, 발작, 환각, 환청 등의 심한 금단 증상을 겪기도 합니다. 이렇게 수면제를 끊었을 때 나타나는 부작용 때문에 수면제를 오래 복용해온 분들은 수면제를 잘 끊지 못합니다. 따라서 수면제는 단기간 사용하고 중단해야 합니다.

숙취 효과

혹시 수면제를 먹고 다음 날 아침, 정신이 몽롱한 것을 느끼신 적이 있나요? 수면제의 성분은 다음 날까지도 체내에 남아 있어 피로감과 잠에서 덜 깬 느낌을 갖게 합니다. 이런 숙취 효과는 반응 시간과 사고를 느리게 만들어서 운전이나 작업 중 사고 위험성을 높이는 원인이 됩니다.

기억력 저하

수면제를 자주 복용하게 되면 단시간에 잠이 들지만, 낮 시간의 기억력이 현저하게 줄어들고, 심하면 수면제 복용 후 내가 어떤 행동을 했는지 전혀 기억하지 못하게 되는 경우도 있습니다. 또한 영국의 연구팀에 따르면 수면제를 오랫동안 복용하게 되면 뇌 기능에 영향을 미쳐 치매의 가능성이 높아진다고 합니다.

우울감과 불안감

수면제를 장기적으로 복용하게 되면 쉽게 우울해지고, 쉽게 불안해하는 등 심리적인 부작용이 따릅니다. 복용 후 심리적인 기복이 심해지고, 결국 나중에는 이런 우울감과 불안감으로 인해 잠을 이루지 못하기도 합니다. 불면증을 치료하려고 수면제를 먹었다가 더 큰 병을 얻게 되는 것입니다.

자살 충동 및 폭력성

수면제의 가장 극단적인 부작용이 바로 자살 충동입니다. 평소의 안정된 상태에서는 나타나지 않던 무의식이 수면제를 통해 자극받아 자살 충동 혹은 식욕의 폭발, 폭력성, 성격 및 감정의 변화로 표출되는 것입니다.

지금까지 살펴보았듯이 수면제에는 많은 부작용이 있습니다. 물론 수면제를 단기간, 적절하게 사용하면 큰 문제는 없습니다. 하지만, 불면증이 있는 대부분의 사람들이 그렇게 복용하지 않는다는 것이 문제입니다. 그러면 이렇게 부작용이 많은 수면제를 복용하지 않고도 치료할 수 있는 방법은 없을까요? 바로 한방 치료에 그 답이 있습니다. 지금부터 그 방법에 대해 알려드리겠습니다.

7

불면증의 한의학적 치료

불면증은 내 몸의 균형이 깨졌을 때 나타나는 것입니다. 불균형의 원인은 스트레스, 노화, 완벽주의로 인한 강박증, 갱년기, 신체적 질병 등으로 다양하고, 환자 개인의 체질과 상태에 따라 증상도 다양합니다. 다양한 변수가 많은 불면증이기 때문에 수면제나 호르몬제와 같은 일시적인 효과를 보기보다는 한의학적인 방법을 통해 전신의 균형을 찾고 건강한 몸을 만들어 자연스럽게 치료할 필요가 있습니다.

불면증의 한의학적 치료의 목표는 무너진 몸과 마음의 밸런스를 맞춰주는 것입니다. 질환만을 치료하는 것이 아니라 몸의 근본적인 힘을 길러 질환을 이겨내는 치유적 개념과 정신을 살려 불면증을 치료하도록 만들어진 처방이기 때문에 일정 기간 복용하면 불면증은 물론, 신체의 건강 균형이 맞춰지는 것을 느낄 수 있습니다.

또한 불면증의 원인과 유형, 신체 상태(소변, 대변, 소화 기능, 신체 온도 등)라는 진단 기준과 환자 개인의 건강 상태를 고려해서 개별 처방이 이루어지기 때문에 환자 개인별 치료 성과가 좋습니다.

또한 불면증에 근본적으로 접근해 치료하기 때문에 치료 이후에 다시 불면증이 나타날 확률이 적고, 혹여 스트레스로 잠들지 못하는 날이 생겨도 스스로 정상 상태로 돌아갈 수 있는 힘이 많이 길러져 있기 때문에 가벼운 치료나 휴식으로도 정상적인 수면 패턴으로 돌아갈 수 있습니다.

불면증 치료 한약의 효능

불면증 치료에 사용되는 한약은 오랜 불면증으로 인해 약해진 심장의 힘을 키워 정신을 안정시켜줍니다. 잠을 자지 못했을 때 생기는 불안과 초조, 가슴 두근거림, 두통, 잦은 소변, 소화 불량 등을 같이 해결해주고, 불면증 치료 이후에도 일시적인 불면증은 스스로의 힘으로 극복할 수 있는 회복 능력을 향상시켜줍니다. 또한 내성이나 중독 증상이 없고, 자연스러운 숙면 그리고 신체 리듬과 전신 건강 회복에 도움을 줍니다.

불면증 한방 치료의 장점

한약을 통한 불면증 치료는 불면증을 일으키는 오장육부의 허실, 한열(寒熱)의 불균형을 정상적인 상태로 맞춰줘서 치료하기 때문에 가장 자연스럽게 깊은 수면을 취할 수 있도록 도와줍니다. 환자 개인의 현재 상태와 체질에 맞게 맞춤식 처방이 이루어지므로 부작용이 적고, 몸을 건강하게 만들어서 숙면을 취하도록 도와주는 것이므로 치료가 끝난 뒤에 수면뿐만 아니라 본인의 건강 상태도 눈에 띄게 좋아진다는 것이 한약 치료가 가지는 장점입니다.

불면증은 빙산의 일각

불면증은 꾸준히 일정 기간 치료해야 효과를 볼 수 있습니다. 몇십 년 혹은 몇 년을 혹사해서 지칠 대로 지쳐 있는 몸을 원래 상태로 돌리는 것은 쉬운 일이 아닙니다. 아침밥을 먹어도 저녁이면 배가 고픈 것처럼 부족해진 부분은 계속 부족해지려고 하기 때문에 지속적으로 채워주고 고쳐주지 않으면 밑 빠진 독에 물 붓기가 되고 맙니다. 불면증 치료는 몇 달 혹은 1년 이상 걸릴 수도 있습니다. 부족해진 부분이 어느 정도 채워지기까지 2~3개월 정도가 걸려 그제서야 증상의 변화가 나타나기도 합니다. 또한 치료 중 숙면을 취하는 상태가 며칠간 지속된다고 하더라도 치료를 중단하지 말아야 증상의 재발이나 요요 현상과 같은 리바운딩 현상을 막을 수 있습니다. 불면증은 무너진 커다란 벽이고, 불면증 치료는 벽돌을 차곡차곡 쌓아올려서 그 무너진 벽을 다시 세우는 일입니다. 그렇기 때문에 여유와 인내를 가지고 꾸준히 치료해야 합니다.

8

교감한의원의 불면증 치료

교감한의원에서는 불면증의 원인을 크게 네 가지로 나눠서 치료하는데, 구체적인 내용은 다음과 같습니다.

교감신경 항진

자율신경이라는 것이 있습니다. 자율신경은 호흡, 순환, 대사, 체온, 소화 등 생명 활동의 기본이 되는 기능의 항상성을 유지하는 데 중요한 역할을 합니다. 교감신경은 부교감신경과 함께 자율신경을 구성하는 신경 중 하나입니다. 교감신경이란 신체가 위급한 상황일 때 이에 대처하는 기능을 하는 신경입니다. 교감신경이 흥분하면 동공이 확대되고, 심장이 빨리 뛰고, 과호흡이 오고, 소화가 안 되고, 침 분비가 억제됩니다. 마치 맹수를 마주쳤을 때 나타나는 신체적 반응과 같습니다.

이처럼 신체가 위급한 상황일 때만 교감신경이 작동해서 앞서와 같은 현상이 나타나야 하는데, 교감신경의 조절 기능을 상실한 사람은 위급 상황이 아닌데도 불구하고 앞서 말한 반응들이 나타납니다. 심지어 밤에 잠을 자야 하는 상황도 이러한 위급 상황으로 인식하기 때문에 잠이 잘 오지 않고, 잠이 들더라도 깊은 잠에 들지 못하게 됩니다.

이러한 교감신경 항진을 조절시켜주는 대표적인 약재가 '황련'이라는 약재입니다. 황련은 미나리아재빗과에 속하는 여러해살이 풀의 뿌리줄기를 말린 것으로 맛은 쓰고 성질은 차갑습니다. 쓴맛이 나는 대표적인 약재입니다. 맛은 쓰지만 그 쓴맛 때문에 열로 인해 발생하는 병증에 효과적입니다. 그래서 염증성 소화기 질환, 불면, 우울증, 당뇨, 고지혈증 등에 많이 쓰이는 약재입니다.

앞서 말한 패턴의 불면증은 교감한의원의 불면증 환자들이 가장 많이 보이는 패턴입니다. 또한 이러한 패턴의 불면증으로 진단된다면 치료율이 굉장히 높습니다. 교감신경 항진을 조절해주기 때문에 불면증뿐만 아니라 가슴 두근거림, 상열감, 불안 등 교감신경 항진으로 인한 증상이 같이 좋아지는 경우가 많습니다.

부교감신경 저하

부교감신경은 교감신경과 함께 자율신경을 구성하는 신경 중 하나입니다. 부교감신경의 기능은 에너지를 보존하고 저장하는 것입니다. 부교감신경이 흥분하면 동공이 좁아지고, 심장은 천천히 뛰고, 호흡은 느려지며, 소화액이 분비되고, 침 분비가 증가합니다. 이는 마음이 편안할 때 나타나는 신체적 반응과 같습니다.

이러한 부교감신경은 교감신경과 길항적으로 작용합니다. 즉, 부교감신경이 저하되면 교감신경이 억제되고, 반대로 부교감신경이 저하되면 교감신경이 흥분하게 됩니다. 그래서 부교감신경이 저하되면 교감신경이 항진되었을 때와 같은 반응이 나타나게 됩니다. 앞서도 언급했듯이, 위급한 상황이 아닌데 신체가 위급한 상황으로 간주하게 되는 것입니다. 심지어 밤에 잠을 자야 하는 상황도 이러한 위급 상황으로 인식하기 때문에 잠이 잘 오지 않고, 잠이 들더라도 깊은 잠에 들지 못하게 됩니다.

이러한 부교감신경 저하를 조절시켜주는 대표적인 약재가 '복령'이라는 약재입니다. 복령은 소나무 뿌리에 기생하는 잔나비걸상과의 복령의 균핵으로 바깥층을 거의 제거해 만든 약재입니다. 거의 냄새가 없고 조금 점액성이고 맛은 달고 밋밋하며 성질은 평

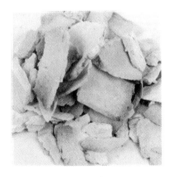

복령

합니다. 복령은 소변을 못 보고 배와 전신의 부종, 담음(담수)으로 인해 기침, 가래, 구토, 설사가 있을 때 및 신경과민에 의한 건망증, 유정(遺精) 증상에 쓰이며 심장 부종에도 사용됩니다.

생체 시계의 조절 이상

생체 시계란 무엇일까요? 우리 인체 내부에는 일종의 시계 같은 것이 있어서 시간에 따른 인체의 생체 리듬을 주관하는데, 이를 생체 시계라고 합니다. 사람의 체온은 하루 종일 누워 있거나 어둠 속에 갇혀 있더라도 밤과 낮 시간에 따라 일정하게 변한다는 사실이 잘 알려져 있습니다. 이러한 사실은 식물이나 동물의 내부에는 일정한 리듬이 존재하고, 시계와 같은 메커니즘이 작용한다는 것을 의미합니다.

생체 시계는 투과되는 빛의 양에 따른 멜라토닌과 세로토닌의 분비에 의해 결정됩니다. 밝은 빛이 내리쬐는 아침이 되면서부터 세로토닌의 분비가 시작되는데, 세로토닌은 음식의 조절을 도와주고 대뇌피질의 스트레스를 줄여주며, 마음의 안정제 같은 역할을 하는 행복한 호르몬입니다. 반면, 빛이 사라지고 어둠이 깔리는 밤에는 세로토닌의 분비가 서서히 줄어들고 멜라토닌의 분비가 시작됩니다. 멜라토닌은 수면 조절을 해주는 중요한 호르몬으로 생체 시계의 중요한 부분을 담당하고 있습니다.

이러한 생체 시계 중 멜라토닌의 조절에 관여해서 생체 시계의 교란으로 인한 불면을 치료하는 약재가 '용골'과 '모려'라는 약재입니다. 용골은 큰 포유동물의 뼈 화석으로, 맛은 달고 성질은 평합니다. 정신을 안정시키고, 수렴 작용을 해 가슴 두근거림, 건망증, 불면증, 설사, 탈항, 자궁하수(자궁 처짐) 등을 치료하는 효능이 있습니다. 모려는 굴조개류의 조개껍데기로 맛은 짜고 성질은 평합니다. 가슴 답답함과 두근거림, 두통과 설사, 위산과다증, 식은땀 등을 치료하는 데 효능이 있습니다.

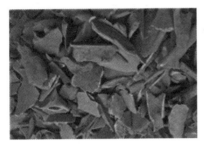
용골

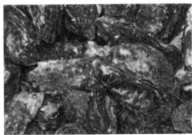
모려

화병

화병(火病)은 전통적으로 우리나라 민간에서 사용되는 병명입니다. 화는 불을 의미하기도 하지만 분노를 의미하기도 합니다. 사전에 따르면 화병은 울화병의 준말입니다. '울화'란 화가 쌓여 우울해진 것을 의미합니다. 즉, 화병은 화의 기운을 가진 분노가 쌓인 병입니다.

화병이 있는 경우 불면증을 동반할 수 있습니다. 이런 화병을 치료하는 대표적인 약재가 '향시'와 '치자'입니다. 치자는 꼭두서닛과에 속하는 치자나무의 성숙한 과실을 건조한 것입니다. 맛은 쓰고, 성질은 차며, 열을 내리고, 가슴 답답함을 낮게 합니다. 향시는 원래 '담두시'라 불리는데, 콩을 발효시켜 말린 것은 약재로 사용합니다. 향시는 열을 제거하고, 가슴 답답함을 없애줘서 감기와 두통, 불면증을 치료하는 약재로 알려져 있습니다.

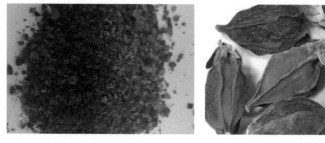

향시   치자

　교감한의원에서는 각 원인에 맞는 약물과 환자의 신체 상태(대변, 소변, 소화, 한열 등)를 고려한 개개인에게 맞춘 한약 투여를 통해 불면증을 치료합니다. 정확한 원인 파악과 그에 따른 정확한 처방 도출이 교감한의원의 치료율이 높은 이유입니다.

9

불면증의 교감한의원 치료 사례

자, 이제부터는 불면증이 어떻게 치료되는지 구체적인 사례를 통해 설명해드리겠습니다.

41세 여성

주된 증상

환자는 10년 전 둘째 출산 이후부터 수면 상태가 나빠졌습니다. 술을 마시면 6~7시간 정도는 잘 수 있으나, 술을 안 마시면 이틀 동안 1~2시간씩 자고, 그래서 몸이 너무 피곤해지면 6~7시간 잔다고 합니다. 술을 마시거나 몸이 엄청 피곤하지 않으면 일주일에 수면 상태가 그나마 양호한 날이 하루이틀 정도밖에 안 된다고 합니다.

신체 증상

수면 상태 이외에 다른 신체 상태를 살펴보겠습니다. 한약을 처방할 때는 불면증이라는 병 이외에 사람의 신체 상태에 따라 각각 다른 처방이 들어가게 됩니다. 그래서 추위나 더위를 타는지, 소화 상태는 어떤지, 대변과 소변 상태는 어떤지 등 신체 상태를 매우 중요하게 생각합니다.

우선 추위나 더위를 보겠습니다. 환자분은 추위를 많이 탄다고 합니다. 겨울에는 수면양말을 낮에도 신고, 여름에도 전기장판을 틀 때가 있습니다. 피곤하거나 덥거나 술을 마시면 얼굴이 잘 붉어진다고 합니다.

이제 소화 상태를 보겠습니다. 환자분은 속쓰림이 가끔 있지만 체하는 일은 드물다고 합니다. 하지만 평소 냄새에 민감하고, 비위가 약하다고 합니다. 잠을 못 자거나 피곤하면 헛구역질이 나면서 속이 메슥거리는 증상이 생긴다고 합니다.

이번에는 대변과 소변의 상태를 보겠습니다. 대변은 변비 경향입니다. 최근 물을 많이 마셔서 변비가 약간 개선되었습니다. 소변은 남들보다 두 배는 자주 본다고 합니다. 물을 많이 마시는 영향도 있는 것 같다며, 소변을 하루에 열 번 정도 본다고 합니다.

흉부 증상을 보겠습니다. 환자분은 가슴이 자주 두근거린다고 합니다. 다음 날 무슨 일이 있으면 가슴이 두근거리면서 잠을 못 잔다고 합니다.

처방 투여

불면증과 신체 상태, 진맥을 통한 환자의 상태를 고려해 불면증의 원인을 자율신경 불균형이라 판단했고, 그중 교감신경의 흥분을 조절해주는 '황련'이라는 약재를 포함하는 A처방을 투여했습니다.

경과

처방 투여 20일 이후 환자는 수면 상태가 많이 개선되었다고 했습니다. 원래 수면에 도움이 되는 캐모마일차를 마셔야 1~2시간 정도 잠을 잤는데, 차를 복용하지 않아도 매일 4~5시간씩은 자고, 가슴 두근거림도 없어졌다고 합니다.

처방 투여 45일 이후에도 수면 상태는 잘 유지되고 있고, 피곤하거나 잠을 못 잘 때 생기는 헛구역질이 많이 없어졌다고 합니다. 환자는 또한 잠을 못 잘 때 생기는 오른쪽 옆구리 통증이 줄었고, 소변 횟수는 하루 10회에서 7회 정도로 감소했습니다.

처방 투여 60일 이후에는 잠을 못 자거나 피곤할 때 생기는 헛구역질, 오른쪽 옆구리 통증이 거의 없다고 했습니다. 머리카락도 확실히 덜 빠진다고 했습니다. 이후 45일간 더 복용을 한 뒤 환자는 치료를 종료했습니다.

58세 여성

주된 증상

이 환자의 경우 불면증 외에도 두통, 상열감 등을 같이 치료하고자 내원했습니다. 먼저, 불면증의 경우 환자는 항상 잠이 쉽게 들지 않는다고 했습니다. 보통 잠드는 데 두 시간 이상 걸리고, 다음 날 중요한 일이나 신경 쓰이는 일이 있으면 밤을 꼬박 새는 경우도 많다고 했습니다. 그렇게 하루를 꼬박 새면 다음 날은 좀 잘 자고, 그다음 날은 또 못 자는 식이라고 했습니다.

두통의 경우를 살펴보겠습니다. 환자는 항상 머리가 무겁고 아픈데, 기억력이 떨어지면서는 머리가 보통 아픈 게 아니라 골이 흔들릴 정도로 아프다고 표현했습니다. 머리가 아픈 지는 10년 이상 넘었고, 현재 신경과에서 처방받은 약을 복용하고 있다고 했습니다.

다음은 열이 오르는 상열감을 보겠습니다. 환자는 더위를 많이 타고, 온몸에 열이 오르면서 땀이 쏟아진다고 했습니다. 이는 40대 후반부터 생긴 증상으로 갱년기와 함께 시작된 후 지속되고 있다고 했습니다. 요즘도 매일 5회 이상 상열감이 훅 올라오면서 땀이 난다고 했습니다.

신체 증상

소화 상태를 살펴보겠습니다. 이 환자의 경우 식욕이 좋고, 소화가 잘되지만, 속쓰림은 자주 있다고 했습니다. 대변 상태의 경우, 올 초 대장내시경으로 용종 제거를 한 이후로 계속 설사 경향이라고 했습니다. 대변이 무르고, 횟수는 하루 세 번씩입니다. 대장내시경 전에는 설사가 지금처럼 심하지 않았다고 했습니다.

이번에는 흉부 증상을 보겠습니다. 가슴 두근거림은 별로 없는데, 가슴 한가운데가 많이 아파서 자주 두드려준다고 했습니다. 가슴이 뻐근하거나 통증을 느끼는 경우가 종종 있고, 한숨도 자주 쉰다고 했습니다.

이외에도 안구건조증이 심해서 눈을 제대로 못 뜰 정도이고, 인공눈물을 항상 가지고 다니며 사용한다고 했습니다.

처방 투여

불면증과 신체 상태, 진맥을 통한 환자의 상태를 고려해 불면증의 원인을 자율신경 불균형이라고 판단했습니다. 그중 부교감신경의 저하를 조절해주는 '복령'이라는 약재를 포함하는 B처방을 투여했습니다.

경과

처방 투여 보름 후 머리가 맑아지고, 화도 덜 나고 기분이 많이 좋아졌다고 했습니다. 두통은 절반으로 줄었고, 상열감은 60% 정도 개선되었으며, 가슴 한가운데의 통증과 수면 상태는 30% 정도 좋아졌습니다. 특징적인 것은 안구건조증이 덜해지면서 인공눈물을 사용하지 않는다고 했습니다.

환자는 처방 투여 한 달 후, 수면 상태가 많이 개선되어 70% 정도 좋아졌고, 두통이나 상열감은 지난번 호전된 정도에서 비슷하다고 했습니다. 처방 투여 두 달 후에는 가슴 한가운데 통증이 90% 좋아졌고, 수면 상태도 80% 정도 개선되었으며, 자주 화가 나는 것과 기분이 좋지 않은 것도 절반 정도 개선되었습니다.

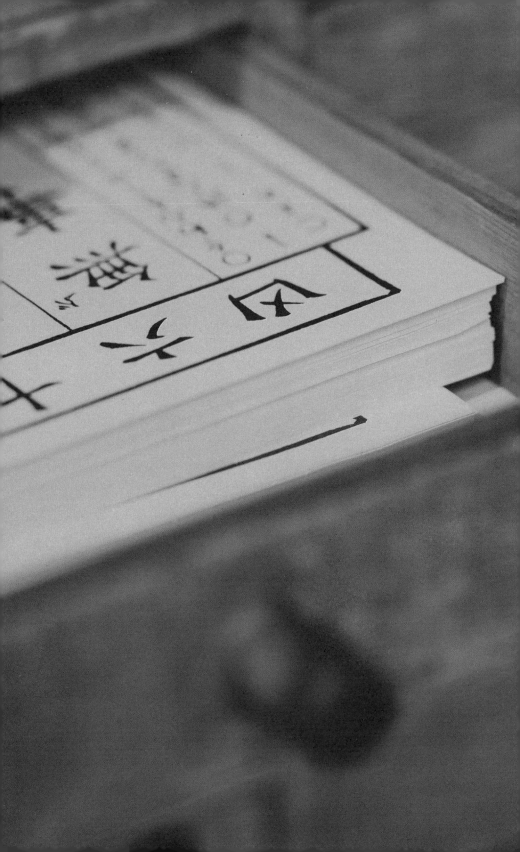

PART 3

우 울 증

교감하는 마음치료 이야기 ───────────────────────────────────

1

우울증이란 무엇일까요?

우울증은 흔히 마음의 감기라고 합니다. 이는 정신 질환 중에서 감기만큼 흔하다는 의미일 것입니다. 감기라는 단어가 가벼운 질환이라는 의미로 전달될 수도 있지만, 사실 꼭 그렇지는 않습니다.

우울증은 우리가 많이 사용하는 '우울하다'는 말과는 다른 것입니다. '우울'은 살아가는 동안 누구나 가질 수 있는 일시적인 기분 저하에서부터, 일상생활에 큰 지장을 주거나 자살에 이르게 할 수도 있는 심각한 질환에까지 넓게 사용됩니다. 사랑하는 사람의 죽음으로 인한 슬픔, 취직에 실패하고 느끼는 좌절감, 여러 가지 일들로 인한 분노가 일시적으로 생기는 것은 누구에게나, 언제든지 있을 수 있는 기분 변화입니다. 이러한 기분 변화가 일상생활에 영향을 줄 정도로 너무 지나치거나 너무 오래 지속되는 경우, 또는 슬퍼해야 할 만한 일이 없는데도 불구하고 우울한 기분이 끊이지 않는다면 우리는 우울증을 의심해볼 수 있습니다.

즉, 우울증이란 일시적으로 기분만 저하된 상태를 뜻하는 것이 아니라 2주 이상 연속적으로 생각의 내용, 사고 과정, 동기, 의욕, 관심, 행동, 수면, 신체 활동 등 전반적인 정신 기능이 저하된 상태를 말합니다. 이러한 증상이 거의 매일, 거의 하루 종일 나타나는 경우에 우울증이라고 하고, 이 경우에는 단순한 기분 전환이 아닌 전문적인 치료가 필요합니다.

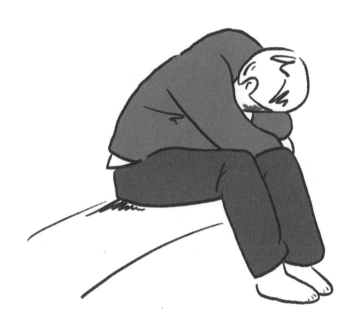

2

우울증의 종류와 증상은 어떤 것이 있을까요?

주요우울장애

주요우울장애란 지속적으로 우울한 기분이 들고, 흥미나 즐거움을 상실하는 등 감정이 없어지고, 감정을 표현하는 능력 또한 저하되는 것을 말합니다. 부정적인 사고를 하게 되고, 집중력과 주의력이 떨어지며, 죄책감과 무가치함, 자살에 대한 생각이 늘어납니다. 부정적인 생각이 심해지면서 망상에 이르기도 합니다. 또한 행동이 느려지고, 말소리가 작아지며, 주의력과 기억력이 저하되는 경우도 많습니다. 수면과 식욕, 성욕에도 변화가 생깁니다. 주로 식욕 부진이 생기고, 체중이 줄어들며, 수면 중 깨는 일이 많아져 깊게 잠들지 못합니다. 이러한 증상들이 최소 2주 이상 거의 매일, 하루 중 대부분 일어나고, 원인이 다른 병에 의한 것이 아니며, 이 기간 동안 기분 상태가 과도하게 좋아지거나 의욕적으로

되는 일이 없습니다.

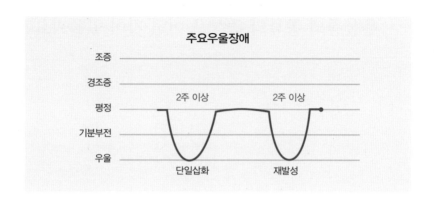

지속성 우울장애

지속성 우울장애는 만성 우울증과 기분 저하증을 합친 말입니다. 즉 주요우울장애에 비해 증상은 가볍지만 더 만성적입니다. 구체적으로 살펴보면 식욕 부진 또는 과식, 불면 또는 과다 수면, 피로감, 자존감 저하, 집중력 감소, 절망감 등의 증상이 2년 이상 지속되며, 그 기간 중 증상이 없는 기간이 2개월도 되지 않습니다. 다른 질병이나 약물에 의한 경우가 아니고, 아동이나 청소년에게서는 기분이 과민한 상태로 짜증과 분노의 감정으로 나타나기도 하며 기간은 1년 이상이어야 합니다. 보통 20세 이전에 서서히 발생해서 만성이 되는 경우가 많습니다.

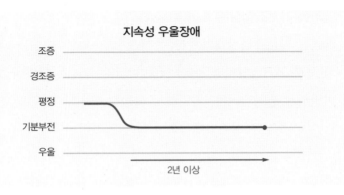

지속성 우울장애

조증
경조증
평정
기분부전
우울

2년 이상

고기능성 우울증

고기능성 우울증을 가진 사람들은 대부분 겉으로는 기분장애의 모습을 보이지 않습니다. 회사에서도 성실한 사람으로 인정받고, 가정적이며 친구나 지인들과의 만남도 잘하는 등 원만한 삶을 사는 것처럼 보입니다. 하지만 내부적으로는 우울감과 공허함이 항상 존재하고, 늘 불만족스럽고 의욕이 없어서 억지웃음을 짓는 것과 같은 삶에 육체적, 정신적으로 피로가 늘어납니다.

고기능성 우울증을 겪는 사람들은 복잡한 사회에서 경쟁을 하며 사는 것에 마음이 지쳐가는 것을 알고 있지만, 나의 부족하고 약한 모습을 감추고 삶을 계속 살아가야 한다는 생각을 가지고 있습니다. 이런 경우 외부적으로는 좋아 보이지만, 내부적으로는 자존감이 떨어지고 있다는 사실을 누구보다 본인이 잘 알고 있어서 치료나 도움을 받아 회복하려고 하기보다 스스로 고통을 이겨내려고 하는 경우가 많아 더 위험할 수 있습니다.

파괴적 기분조절장애(소아 우울증)

파괴적 기분조절장애의 주된 증상은 1년 이상 지속되는 잦은 분노·발작과 공격성입니다. 이런 행동은 집과 학교 등 다양한 상황에서 빈번하게 발생합니다. 평소에도 과민하고 화가 난 기분 상태입니다. 이런 증상은 일주일에 3회 이상 발생하며, 10세 이전에 시작되는 경우가 많습니다. 주요우울장애, 불안장애, 주의력결핍 과잉행동장애(ADHD), 자폐스펙트럼장애 등과 동반 진단될 수 있습니다. 파괴적 기분조절장애가 있는 아동은 나중에 우울장애나 불안장애가 생기는 경우가 많아 치료가 필요하지만, 항정신병 약물 치료에 신중해야 합니다. 이 진단명은 양극성장애의 과잉 진단과 항정신병 약물의 과도한 사용을 막기 위해 만들어진 것이기 때문입니다.

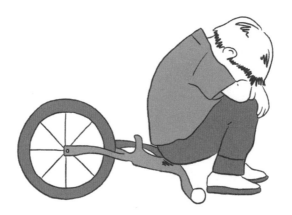

산후우울증

출산 후 약 80%의 산모는 약한 우울감을 느끼게 되고, 10~20%의 산모에게는 산후우울증이 발병합니다. 출산 후 바로 나타나는 약한 우울감과는 달리 산후우울증은 출산 4~6주 사이에 나타나고, 시간이 지나면서 자연스럽게 없어지는 우울감과는 달리 수개월에서 수년간 지속되기도 합니다. 증상은 우울한 기분, 심한 불안감, 불면, 과도한 체중 변화, 의욕 저하, 집중력 저하, 자존감하락, 자살에 대한 생각 등 보통의 우울증과 같습니다. 치료는 신체 증상이 있다면 우선 치료하고, 기력을 회복해야 합니다. 이 과정에서 남편의 육아 분담과 친밀한 대화 등 가족의 지지가 있어야 하고, 체력이 회복되면 취미 활동을 하는 것이 좋습니다.

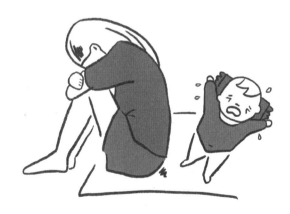

다른 의학적 상태로 인한 우울장애

과거에 주요우울장애의 병력이 없는 환자가 최근에 발생한 암이나 류머티즘성 질환, 내분비 질환, 감염성 질환 등 다른 질환이 발생한 이후에 우울장애가 생긴 경우를 말합니다. 이 우울장애의 증상은 주요우울장애와 비슷하지만, 가족력이 없고 발병 연령이나 임상 경과가 전형적인 양상에서 벗어나는 모습을 보입니다. 예후는 다른 의학적 상태의 정도와 관련이 있습니다.

노인 우울증

점차 고령화 사회가 되어갈수록 노인 우울증도 늘어나고 있습니다. 65세 이상에서 약 10% 정도가 우울증을 겪고 있다고 알려져 있습니다. 노인 우울증도 주요우울장애의 진단을 따르지만, 특징적으로 슬픈 감정이 많다고 합니다. 또한 감정적인 표현을 하지 않고 통증이나 신체 증상으로 우울감을 호소하기도 합니다.

우울증의 증상 중 집중력 저하와 정신운동 저하를 치매라고 생각하는 경우가 많은데, 이 경우 '가성 치매'라고 합니다. 가성 치매를 가진 환자는 실체 치매 환자가 자신의 증상을 감추려고 하는 것과 달리 자신에게 치매 증상이 있다는 것을 숨기지 않고 오히려 주장하는 경우가 많습니다. 노인 우울증은 단지 정신 건강뿐만 아니라 신체적 건강과 사망률에도 많은 영향을 줍니다.

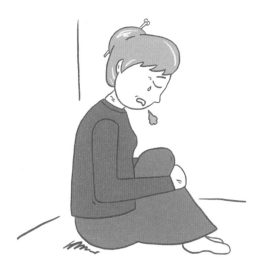

3

우울증은 왜 생길까요?

　우울증의 원인은 아직은 충분히 밝혀지지 않았습니다. 신경생화학적 원인, 유전적 요인, 심리적·환경적 요인, 신체적 질환이나 약물에 의한 요인이 복합적으로 관여하는 것으로 알려져 있습니다.

생물학적 원인

　우울증은 뇌의 신경전달 물질의 불균형으로 인해 초래됩니다. 지금까지의 연구에 따르면 우울증은 신경전달 물질인 세로토닌, 노르에피네프린, 도파민의 기능 부조(不調) 때문에 생기는 것으로 알려져 있습니다.

세로토닌(좌)과 노르에피네프린(우)의 구조식

　신경전달 물질이란 뇌의 신경 세포에서 정보를 전달하기 위해 한 신경에서 분비되어 다른 신경으로 흡수되는 물질을 말합니다. 쉽게 이야기하면 지하철 환승역에서의 승객들과 비슷합니다. 한 열차에서 내린 다음 다른 열차로 갈아타기 위해 다른 방향의 열차를 찾아가 그 새로운 열차를 타고 목적지까지 가는 승객들과 같습니다. 이러한 지하철 승객들의 목적지가 다양하듯 다양한 신경전달 물질이 있고, 각각의 역할이 다릅니다. 이중에서 우울증과 관련이 있다고 알려진 신경전달 물질은 세로토닌과 노르에피네프린, 그리고 도파민입니다. 하지만 각각의 신경전달 물질이 독립적으로 역할을 하는 것이 아니라, 수많은 신경전달 물질이 서로 영향을 주고받기 때문에 몇 가지의 신경전달 물질만으로 우울증을 설명하기에는 한계가 있습니다.

　세로토닌은 '행복 호르몬'이라고도 불립니다. 기분, 수면, 기억력, 인지 기능, 충동 조절, 불안, 초조감, 식욕 등과 관련이 있습니다. 세로토닌이 과하게 있을 때는 환각과 기분의 상승, 진통 효과가 나타나고, 부족할 때는 우울증, 공격성, 불안, 과식증 등이 발생할 수 있습니다. 우울증 환자의 뇌를 연구한 결과, 세로토닌이 감소되어 있는 경우가 많아 우울증 환자의 뇌세포에서 세로토닌을 다시 흡수하는 것을 막는 '선택적 세로토닌 재흡수 억제제(SSRI)'가 우울증 약으로 많이 사용되고 있습니다.

노르에피네프린은 다른 말로 노르아드레날린이라고도 합니다. 스트레스를 받았을 때 분비되어 심장을 더 빨리 뛰게 만들고, 말초 혈관을 수축시켜 혈압을 상승시키기도 합니다. 뿐만 아니라 노르에피네프린은 인간의 감정 작용과도 깊은 관계가 있는데, 에너지와 흥미, 동기 부여 등의 뇌 기능과 연관이 있습니다. 연구에 따르면 우울증이 있는 사람들은 이 물질이 부족하다고 알려져 있습니다. 아직 이에 대해 명확하게 이론이 성립된 것은 아니지만, 노르에피네프린의 문제가 우울증과 연관 있다고 여겨지고 있습니다. 그래서 노르에피네프린의 재흡수를 막는 약물이 우울증에 사용되고 있습니다.

도파민은 뇌에서 우리 몸의 운동 기능 조절, 새로운 것들에 대한 탐색, 주의력, 성취감, 뭔가를 하고 싶은 마음, 즉 내적 동기의 활성화 등과 연관이 있는 신경전달 물질입니다. 정신과적 질환들 중 조현병, 우울증, 강박증, 주의력결핍 과잉행동장애(ADHD), 중독 등 다양한 질환들이 도파민 분비의 이상과 관련이 있다고 알려져 있습니다. 도파민이 감소되어 있는 경우 우울증과 연관이 있고,

무기력, 의욕 저하, 활력 감소 등의 증상들과도 관련이 있다는 주장 또한 있습니다.

유전적 원인

우울증에 걸린 환자의 상당수에서 가족력이 있습니다. 이는 유전적으로 우울증에 취약한 사람이 있다는 뜻입니다. 현재 많은 발전이 있는 유전 연구와 정밀 의학에서는 우울증과 유전이 상관관계가 있다는 연구 결과도 있습니다. 하지만 우울증에 유전적인 성향이 있다고 해서 우울증이 유전병이라는 뜻은 아닙니다. 유전적 소인이 있다고 해서 반드시 우울증에 걸리는 것은 아니기 때문입니다. 우울증은 복합적인 원인으로 발생하고, 건강한 신체와 건전한 생활환경으로 예방과 치료가 가능합니다.

생활 및 환경의 스트레스

우리는 살면서 많은 스트레스를 받습니다. 사랑하는 사람의 죽음, 이별, 실직, 경제적인 어려움, 실패, 인간관계의 불화, 가정 내의 문제 등 다양한 스트레스와 함께 살아갑니다. 스트레스만으로 우울증이 생기는 것은 아니지만, 스트레스가 반복되어 자존감이 상실되고 삶의 부정적 측면이 강조되면 우울증이 생기는 주요 원인이 됩니다.

신체적 질환이나 약물

정신의학을 공부하는 사람들은 정신 질환에 대한 연구가 계속되고, 뇌신경계에 대한 지식이 많아질수록 사람의 마음과 몸은 매우 긴밀하게 연결되어 있다는 사실을 알게 되었습니다. 우울증 환자는 우울한 감정 외에도 수면과 식욕의 이상, 피로, 집중력 감소 등 신체 증상을 동반합니다. 치료되는 과정에서도 신체 증상이 좋아져야 우울 증상도 호전됩니다.

좀 더 나아가 심리적인 다른 요인이 없어도 암, 내분비계 질환, 뇌졸중 등 다양한 질환이 우울증을 유발할 수 있습니다. 심지어 치료 약물도 일부 우울증을 유발할 수 있습니다. 병원에 입원한 내외과 계열 환자의 20% 이상이 치료가 필요한 우울증 환자라는 보고가 있습니다. 일상생활에서 장기화된 질병 상태가 활력을 떨어뜨리고 기분을 나쁘게 하는 경험을 하게 되는 것과 같습니다. 이러한 경우 원인이 되는 병을 치료하면 우울증도 호전될 수 있습니다.

4

우울증을 자가검진할 수는 없을까요?

우울한 기분이 지속되는 증상만 있어도 치료해야 할 질병이지만, 다음과 같은 증상이 있을 경우에는 반드시 치료를 고려해야 합니다.

- 우울증으로 인한 증상으로 일상생활에 불편함이 지속되는 경우
- 직업 기능, 학업 기능의 저하가 지속되는 경우
- 자살의 위험성이 있는 경우
- 동반되는 내과 질환의 치료에 부정적인 영향을 주는 경우

구체적인 자가검진을 위해 다음의 문항 중 해당하는 곳에 체크 V해보세요.

☐ 하루 중 대부분, 그리고 거의 매일 우울한 기분이 지속된다.

☐ 모든 일상 활동에 대한 흥미나 즐거움이 없다.

☐ 이유 없이 식욕이 줄거나 늘고, 체중이 감소 또는 증가된다
    (주로 식욕이 줄고, 체중이 감소한다).

☐ 불면이나 과다 수면이 생긴다.

☐ 말이나 행동이 느려지거나, 반대로 안절부절한다.

☐ 매우 피로하고, 기운이 없다.

☐ 부정적인 생각과 죄책감이 지속된다.

☐ 집중력, 판단력, 기억력이 떨어진다.

☐ 죽음에 대한 생각이 반복적으로 떠오른다.

앞서 문항 중 다섯 개 이상 체크되어 있다면 치료를 받는 것이 좋습니다. 다음은 우울증과 함께 오는 신체 증상입니다.

• 열이 올랐다 내렸다 하고, 추위를 잘 탄다.

• 손발이 저리고 붓는다.

• 가슴이 답답하고 어깨 통증이 있다.

• 소변 곤란 및 생리 불순이 있다.

• 두통에 시달린다.

• 변비에 시달린다.

• 만성적인 소화 불량이 있다.

5

우울증은 어떻게 치료할까요?

교감한의원의 우울증 치료

교감한의원에서 병을 치료하는 방법에는 '정병전방'과 '정인적방'이 있습니다. '정병전방'은 양약을 처방하듯이 정해진 병을 전문적으로 치료하는 처방을 투여하는 것입니다. 정병전방으로 어떤 병에 특별히 치료가 잘되는 한약을 찾아 쓰는 경우, 치료 역시 잘됩니다. 하지만 불치, 난치, 고질의 병일수록 개개인에 맞는 한약으로 각자가 가지고 있는 자연치유력을 높여 치료하는 것이 더 효과적인 경우가 많습니다. '정인적방'은 병을 보지 않고, 병을 담고 있는 사람의 면역력을 높여 병을 치료하는 방법입니다.

우울증에서도 형색성정(形色性情)과 신체 증상을 감별해서 같은 우울증이라도 개인에 맞는 정인적방을 처방해야 치료율이 높습니다. 형색성정은 외형, 색깔, 성향, 감정을 말합니다. 형색성정으로 사람의 음양과 체질을 나눕니다. 신체 증상은 체온, 먹는 것, 대변, 소변, 수면 등 객관적으로 볼 수 있는 환자의 상태를 말합니다. 형색성정과 신체 증상을 종합적으로 판단해 가장 알맞은 처방을 찾게 됩니다. 이때, 처방을 좀 더 정확하게 찾기 위해 단서 약물을 먼저 찾게 됩니다. 각 단서 약물은 일곱 가지 감정과 연관되어 있습니다.

단서 약물	성향	감정
황련	양	흥분, 분노
시호		긴장, 예민
모려		불안
용골	음	두려움, 잘 놀람, 불안
복령		걱정
향사+치자		슬픔, 억울함
지실		우울

앞의 표를 보면 우울은 '지실'이라는 약재와 연관되어 있지만, 다른 약물도 우울증 치료에 많이 응용됩니다.

복령 타입인 경우 우울감과 함께 불안과 걱정이 두드러지는 편이고, 붓거나 어지럼증이 동반되는 경우가 많습니다. 평소에도 잠이 예민하지만, 불면보다는 얕은 잠으로 나타납니다.

용골, 모려 타입은 우울증 증상이 심한 편은 아니고, 갑자기 발생한 불면증을 호소합니다. 평소 감정 중 불안 또는 공포가 두드

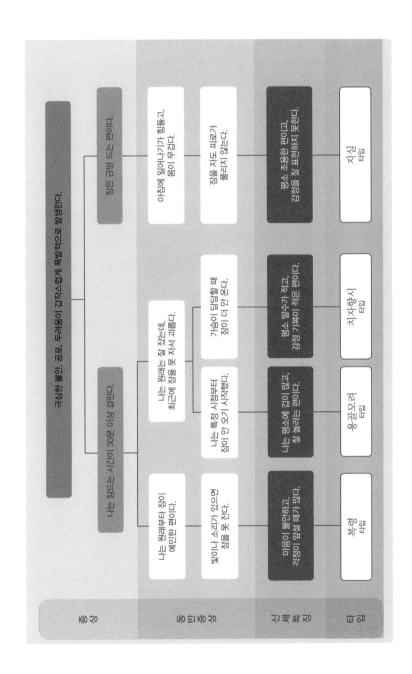

러지고, 특정 사건이나 시점 이후부터 잠을 통 못 잔다고 호소하는 경우가 많습니다. 신체 증상은 심하게 나타나지 않는 편으로 불면을 제외하면 우울증 증상이 심한 편은 아닙니다.

치자+향시 타입은 우울감보다는 우울증의 신체 증상 위주로 나타납니다. 무기력하고, 소화 기능이 저하되며, 심한 경우 불안감이 동반되는 경우도 있습니다. 불면증과 함께 가슴이 답답한 증상이 두드러집니다. 가슴이 답답한 증상이 발생하는 날에는 불면이 심해지는 경향이 있습니다.

지실 타입은 불안감보다 우울감이 주로 나타나고, 우울증의 신체 증상 중 느린 움직임, 무기력이 두드러집니다. 불면증은 두드러지지 않으나 수면 이후에도 극도의 피로감을 호소하는 경우가 많습니다.

우울증이라는 한 가지 질환으로도 이렇게 다양한 치료 방법을 찾게 됩니다. 실제 진료는 상기 증상 외에 복통, 빈도, 대변 양상과 함께 평소 몸 상태를 더욱 면밀히 살피게 됩니다.

치료의 단계

우울증 치료는 급성기, 지속기, 유지기 치료의 세 단계로 나누어집니다. 이 단계를 거쳐 우울증이 치료되어도 4~6개월간 유지요법을 시행하는 것이 재발을 막는 방법입니다.

- 급성기 치료(2~3개월) : 증상의 관해(寬解)를 목적으로 합니다.
- 지속기 치료(4~6개월) : 관해를 유지하는 것을 목적으로 합니다.
- 유지기 치료(6~24개월) : 반복성 우울증의 경우 재발 예방을 목적으로 합니다.

약물 요법

항우울제

대개 '선택적 세로토닌 재흡수 억제제'를 사용하는데, 이것은 뇌신경에 작용해서 세로토닌의 흡수를 줄여 우울증을 치료하는 약입니다. 아직 임상적으로 뇌신경 내 세로토닌 양을 측정할 수 있는 방법이 없어서 우울증의 원인이 신경전달 물질인 세로토닌의 저하라는 확실한 증거는 없지만, 세로토닌이 증가하면 기분이 좋아진다는 데 착안해서 우울증 약으로 개발되었습니다. 복용 시 입이 마르거나, 변비, 기립성 저혈압 등의 부작용이 나타날 수 있습니다. 그 밖에 '세로토닌 노르에피네프린 재흡수 억제제', '도파민 노르에피네프린 재흡수 억제제'와 같이 뇌신경 내 관련 호르몬의 양을 늘리는 약이 많습니다.

수면제

수면이 부족한 경우 신체 리듬이 나빠져 우울증이 더 심해지고, 또 반대로 우울증이 발생하면 불면증이 생기는 경우가 많습니다. 낮잠을 자지 말고, 밤에 잠자는 시간 외에는 자거나 눕지 않고 운동 등 활동을 늘리는 것이 좋습니다. 불면증이 심한 경우 일시적으로 수면제를 권유합니다. 주로 항불안제 계열의 약물이 사용되며, 비습관성 수면제도 사용됩니다.

항불안제

우울증의 증상이 심한 경우 동반되는 불안증을 치료하기 위해 우울증의 급성기에 주로 사용됩니다. 벤조디아제핀 계열의 약물은 내성과 의존성이 있어 주의가 필요합니다.

정신요법

사회적 스트레스나 내적 갈등이 우울 증상의 발생과 지속에 중요한 영향을 미칠 때는 정신 치료가 특히 유용합니다. 지지정신 치료, 정신분석, 인지행동 치료, 대인관계 치료 등 다양한 정신과적 상담을 할 수 있습니다. 이를 통해 우울증의 특징인 부정적 사고를 감소시키고, 스트레스에 대처하는 능력을 향상시켜 우울증을 치료하고 재발을 예방할 수 있습니다.

6

우울증의 교감한의원 치료 사례

50대 여성의 이야기

이 여성분은 남편이 대기업 임원이고, 아들은 명문대에 재학 중입니다. 남편은 회사일로 매우 바빴지만 가장의 역할을 다했고, 다정다감하지는 않지만 사이가 나쁘지도 않았습니다. 아들은 어려서부터 모범생이었고, 어머니에게도 다정한 딸 같은 아들이었습니다. 여성의 성격은 외향적이지는 않지만 몇몇 친구들과 잘 지내는 무난한 성격이었습니다.

하지만 몇 년 전부터 아들이 교제하는 여자친구 때문에 아들과 갈등이 생긴 후 삶의 의욕이 떨어졌습니다. 우울감이 지속되고, 의욕이 저하되어 외부 모임에도 불참하는 일이 많아졌고, 식욕도 떨어지면서 체중이 줄고 체력도 안 좋아졌습니다. 불면증도 생겨서 밤에 술을 마시는 일이 많아졌습니다.

이 여성분은 내원 당시 본인에게 어떤 병이 있다는 생각을 하지 않았습니다. 한의원에 내원한 계기 역시 이 부인의 건강 상태가 염려된 친구의 소개로 보약을 먹기 위해서였습니다. 내원 당시 잠이 드는 것에 문제가 있는 입면장애형 불면이 있는 상태였고, 식욕은 떨어졌지만 소화에는 크게 문제가 없었습니다. 약간의 변비가 있었지만 크게 불편한 정도는 아니었고, 소변도 문제가 없었습니다. 약간 추위를 탔지만, 간혹 얼굴로 열감이 느껴지기도 한다고 했습니다. 외모는 키가 큰 편이고 부드러운 인상과 말투를 가지고 있었지만, 진찰 시 보약이 아니라 치료를 우선해야 한다고 설명하자 조금 짜증스러운 반응을 보이기도 했습니다. ○○○탕과 ○○○단을 처방했습니다. 약을 복용하면서 침 치료 및 기타 치료는 하지 않았습니다. 환자는 한의학적 치료에 대해 큰 신뢰가 있지는 않았습니다.

복용 30일 후 재내원했을 때 입면장애형 불면이 많이 줄어들어 술을 마시지 않고 잠드는 일이 많아졌고, 입맛과 다른 부분은 비슷하다고 했습니다. 하지만 소개한 친구의 말에 의하면 모임에도 나오고, 말도 많아지는 등 기분이 좀 좋아 보인다고 했습니다. 환자는 보약을 먹는데 입맛이 아직 돌지 않는다고 하면서도 살이 찔까 걱정했습니다.

다시 같은 약을 30일 복용 후 수면 상태는 거의 이전 상태로 돌아왔고, 때로는 어떤 음식들이 먹고 싶어진다고도 했습니다. 진찰

시 전보다 더 호의적으로 보였고, 대화가 길어졌습니다. 이때부터는 아들에 대한 하소연도 했습니다. 다시 1개월분을 처방했습니다.

45일 후 환자가 내원했습니다. 환자의 외부 활동이 많은 관계로 내원 약속을 잡기가 어려웠습니다. 현재는 신경 쓰이는 일이 있으면 간혹 잠이 안 올 때도 있지만, 크게 불편하지는 않고 피로도 많이 줄었다고 합니다. 전보다 식욕도 좋아졌고 몸무게도 약간 늘었습니다.

이 환자는 주요우울장애의 여러 가지 증상을 가지고 있었지만, 본인은 질병으로 생각하지 않고 있었습니다. 물론 처방은 우울장애를 보고 한 것이 아니고, 입면장애형 불면과 소화 상태, 형색성정을 보고 선방했습니다. 이 환자의 사례는 정인적방으로 신체 증상이 좋아지면서 우울증으로 인한 감정의 상태도 좋아진 경우입니다.

17세 여학생의 이야기

이 환자는 매우 우수한 성적을 가지고 있는 고등학생이었습니다. 이 학생은 어릴 때부터 좀 예민한 성격이었다고 합니다. 똑똑하고 성실한 아이였지만, 가족이나 친구들이 자신에게 거슬리는 행동을 하면 분노와 공격성을 바로 드러내는 편이었습니다. 그런 이유로 친구들과의 관계가 원만하지 않았고, '공부는 잘하는데, 반항적이고 예민한 아이'로 자랐습니다.

하지만 고등학생이 되고 공부의 양이 늘어나면서 스트레스가 심해졌고, 이유 없이 분노하고 공격적 성향을 드러내는 일이 많아졌습니다. 더 큰 문제는 분노와 공격성을 외부로 표출하지 않을 때도 내면으로는 계속 화가 나 있는 상태여서 학업을 계속하기가 어려울 정도라는 것이었습니다. 집중을 할 수 없어서 책을 10분도 보기 어렵고, 심한 경우에는 수업시간에 앉아 있는 것도 힘들다고 했습니다. 그렇다고 공부를 하지 않고 쉬는 것은 본인이 거부해서 억지로 하고는 있지만 성적이 많이 떨어졌다고 합니다.

한의원에는 조부모가 아이를 위한 총명탕을 원해서 내원했고, 부수적으로 짜증이 좀 심하다고 했습니다. 이 학생의 첫인상은 조금 긴장되어 보였지만, 매우 똘똘해 보였습니다. 한의학적인 진찰에 관심이 많으면서도 조금 무례한 모습도 보였습니다.

신체 증상은 목감기에 잘 걸리는 편이었고, 입술도 건조한 편이어서 립밤을 항상 바른다고 했습니다. 추위를 타는 편이지만 심하지는 않다고 했고, 본인은 괜찮다고 하나 체격이 마른 편으로 조부모는 아이가 밥을 잘 안 먹는다고 했습니다. 간혹 복통이 있는데, 스트레스와 연관이 있는지는 모르겠다고 했습니다. 생리통도 심한 편이고, 어릴 때 야제가 있었다고 했습니다. 이외에 다른 특별한 신체 증상은 없었습니다.

이 환자에게는 ○○○탕을 처방했습니다. 약을 잘 먹을까 걱정했는데, 다행히 약은 잘 먹었습니다. 환자는 15일 후 내원했습니다. 감정과 신체적으로 큰 변화는 없지만, 약을 먹으면서 공부는 조금 할 수 있게 되었다고 했습니다. 본인 입으로 지속적으로 화가 나고 별것 아닌 일로 분노가 일어난다고 이야기했습니다. 하지만 불안하고 붕 떠 있는 것 같은 느낌이 있었는데, 줄어든 것 같다고 했습니다.

같은 처방을 30일 치 내렸습니다. 50일 정도 후 환자는 내원했습니다. 약을 잘 챙겨 먹지 못했다고 했습니다. 하지만 예전보다 화나는 것은 많이 줄어든 것 같다고 했습니다. 예전에는 계속 화가 나 있는 상태였다면, 요즘은 화가 났다가 좀 가라앉을 때의 느낌이 있다고 했습니다. 약간 흥분되어 있고, 불안정한 느낌이 있기는 하지만 일상생활에는 불편이 없다고 했습니다.

이 학생은 파괴적 기분조절장애를 가지고 있는 학생이었습니다. 이 질환의 문제는 감정의 문제로 원만한 인간관계가 어렵고, 사회생활을 하는 데 방해가 되는 것입니다. 그래서 치료의 주목적은 과도한 분노를 가라앉혀 일상생활로 돌아갈 수 있게 하는 것입니다. 이 학생은 그 후로도 여러 번 한약을 복용했습니다. 결국 명문대에 진학하고 유학을 떠났습니다. 예전만큼은 아니지만 감정의 기복이 있을 때면 한의원에 내원해 한의학적 치료도 받고, 한약도 복용했습니다. 이 경우 환자의 형색성정과 신체 증상으로 정인적 방을 찾아 처방해 삶의 질을 높일 수 있었습니다.

34세의 한 아이 어머니 이야기

이 환자는 임신기간 중에 큰 문제가 없었고, 자연분만으로 출산도 잘했습니다. 출산 후 출혈도 오래 지속되지 않았고, 산후조리도 비교적 잘하고 있었습니다. 한의원에는 출산 후 8주 정도 되는 시점에 내원했습니다. 산후조리 겸 우울감의 치료를 위해 내원했는데, 상담 시 신체 증상보다 산후 우울감에 대한 호소가 많았습니다. 임신 전 직장생활을 했는데, 지금 육체적·정신적으로 너무 힘들어서 다시 직장을 나갈 수 있을지 걱정이 많았습니다. 피로감이 심했고, 이유 없는 눈물과 함께 후회감이 들어 아이에게 미안한 감정이 든다고 했습니다. 그래도 남편에 대한 불평은 심하지 않은 편이었고, 다만 현재 자신의 건강 상태에 대한 걱정이 많았습니다. 정신적인 피로감이 너무 심해 어떤 끈을 놓게 되지 않을까 하는 걱정을 했습니다.

신체 증상은 손목과 허리, 골반의 통증이 강도는 달라도 하루 종일 지속되었고, 절대적인 수면 시간이 부족하고, 수면의 질 또한 좋지 않아 피로가 심했습니다. 하지만 잠을 자는 것에는 문제가 없었고, 오히려 눈만 붙이면 잘 수 있을 정도였습니다. 원래도 체력이 약하고 추위를 많이 타는 편으로 지금도 추위가 싫다고 했습니다. 소화가 안 되는 것은 아니지만 식욕이 좋지는 않고, 이것은 원래 그렇다고 했습니다. 손목과 골반의 통증은 따뜻하게 하면 조금 낫고, 손목은 덜 사용하면 덜 아프지만, 골반과 허리 통증은 꼭 무리해서 더 아픈 것 같지는 않다고 했습니다. 대변과 소변은 정상이었고, 그 밖에 유의미한 신체 증상은 없었습니다. 형색성정은 평균의 여성 체격으로 유순한 성격을 가진 분이었습니다. 임신 중에 찐 살이 조금 덜 빠진 상태였지만, 임신 전에는 약간 마른 편이었다고 했습니다.

이 환자는 우울증과 함께 신체통을 호소했기 때문에 ○○○탕을 처방해 산후의 신체통을 우선 치료하기로 했습니다. 4주 후 내원했을 때, 손목의 통증은 비슷한데 허리와 골반의 통증은 조금 줄어들었다고 했습니다. 그래서 수면 시 중간에 깨는 일이 조금 적어졌다고 했습니다. 우울감은 비슷하지만 잠을 조금 더 푹 자서 그런지 심한 죄책감 같은 것은 없어졌다고 했습니다. 하지만 신체통과 우울감의 전체적인 정도는 비슷하다고 했습니다. 그리고 저번에 진찰할 때는 괜찮은 듯했는데, 집에 가서 보니 식욕도 없지만 조금 과식을 하면 소화가 잘 안 되는 것 같다고 했습니다.

이번에는 ○○○탕에서 약재를 조금 가감한 △△△탕을 처방했습니다. 4주 후 내원했을 때 환자는 허리와 골반의 통증이 확연히 줄어든 것 같다고 했습니다. 손목 통증은 아무래도 사용이 많아서 그런지 아직 심하다고 했습니다. 하지만 전체적인 통증이 줄었고, 간혹 전혀 통증이 없는 경우도 있어서 편안하고 잠도 잘 잔다고 했습니다. 그래도 아직 충분히 잘 수 있는 상태는 아니어서 피로하지만, 우울감도 전에 비하면 거의 없는 것과 같다고 했습니다. 특별히 다른 불편한 점은 없었고, 산후 다이어트에 대해 문의

할 정도로 환자는 여유 있는 모습이었습니다. 환자는 다이어트를 원했지만, 우선 신체통과 우울감을 먼저 치료할 것을 추천하고 같은 내용으로 4주 처방했습니다.

6주 후 내원했을 때 환자는 손목 통증 외에 다른 통증이 없고, 우울감도 없어진 상태였습니다. 본인도 너무 아파서 기분이 안 좋았던 것 같다는 이야기를 했습니다. 아이도 건강하게 잘 크고 있고, 본인도 건강이 좋아져서 요즘은 기분이 아주 좋은 상태라고 했습니다. 이후에는 산후 다이어트를 위해 치료를 이어갔습니다.

이 환자의 경우 산후 우울증으로 인한 정신적인 괴로움을 주 증상으로 내원했지만, 산후의 신체 증상을 치료함으로써 우울증을 치료한 경우입니다. 산후 우울증은 호르몬의 변화에서부터 신체적, 환경적 변화에 이르기까지 여러 가지 이유로 발생할 수 있습니다. 그래서 산후 우울증의 치료는 여러 가지 방법으로 접근할 수 있지만, 우선되는 것은 산후의 신체적 불편함을 없애는 것에서 시작하는 것이 좋습니다. 건강한 신체에서 건강한 마음이 온다는 말처럼 산후의 고갈된 체력을 보충하고, 출산 과정에서 생긴 신체 증상을 치료하면 자연스럽게 산후 우울증도 개선되는 경우가 많습니다.

7

우울증 예방과 재발 방지는 어떻게 해야 할까요?

옷으면 복이 온다는 말이 있습니다. 조금 진부하기는 하지만 과학적인 이야기이기도 합니다. 실제로 미소를 지으면 안면 근육이 뇌로 신호를 보내 기분을 좋게 한다고 합니다. 주름진 미간에 보톡스를 맞기만 해도 우울감이 90% 정도 줄었다는 연구도 있습니다. 부정적인 생각은 더 부정적인 생각을 가져올 뿐입니다. 억지로라

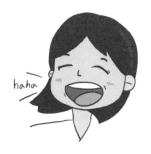

도 미소를 짓고, 긍정적이고 좋았던 기억을 떠올리면 우리의 뇌도 긍정적인 답을 줍니다. 좋은 생각과 기억을 노트에 적거나 그려보는 것도 좋습니다. 행복이라는 큰 복이 올 것입니다.

낮에는 햇볕을 쬐어보세요

어떤 나라는 흐린 날씨가 계속되는 날이 많아 우울증으로 인한 자살률이 높다고 합니다. 따뜻한 햇볕에 나를 내놓는 것만으로도 우리 뇌에서는 좋은 호르몬을 만듭니다. 당장 멋진 옷을 입고 밖으로 나가보세요.

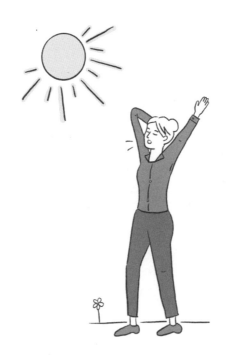

운동하는 습관을 만들어보세요

등산을 해보셨나요? 산을 오르는 일은 꽤 힘들고 지루한 일입니다. 하지만 정상에 오르게 되면 좋은 경치와 함께 생각보다 큰 성취감을 느낄 수 있습니다. 어떤 운동이라도 좋습니다. 땀을 흘리고, 몸을 움직이는 것은 우리의 몸뿐만 아니라 우리의 뇌도 건강하게 합니다. 뒷산도 좋고 앞산도 좋습니다. 편한 신발로 갈아신고 정상을 향해 달리세요.

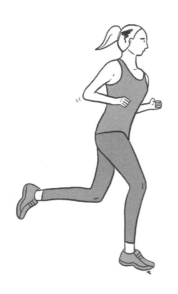

규칙적이고 균형 잡힌 식습관을 가지도록 노력해보세요

최신 연구에 의하면 뇌의 기능은 장의 건강과 많은 관련이 있다고 합니다. 연구가 아니더라도 지속적인 체기가 있다거나 배에 가스가 많이 찰 때 우리의 기분을 생각해보면 쉽게 이해가 됩니다. 뇌도 우리 몸의 장부(腸腑) 중 하나입니다. 좋은 음식으로 몸을 건강하게 하는 것이 뇌도 튼튼하게 만듭니다. 밀가루, 설탕, 인스턴트 음식을 줄여보세요. 맛은 조금 없어도 원시인의 식단을 따라봅시다.

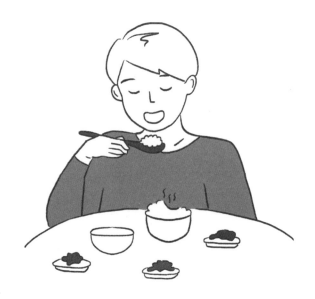

알코올은 우울증 치료의 적! 반드시 피해야 합니다

우울증이 있는 경우 불면증이 동반되는 경우가 많습니다. 이때 수면제보다 낫겠지 하는 생각에 술을 마시는 분들이 있습니다. 이것은 매우 위험합니다. 조금씩이라도 지속적으로 술을 마시는 행동으로 알코올중독이 되면 우울증을 더욱 심하게 만듭니다. 술 대신 한약을 드셔보세요.

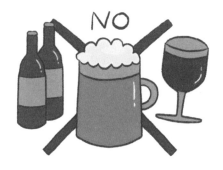

명상과 요가, 이완 요법이 도움이 됩니다. 불안할 때는 심호흡을 해보세요

우울증이 있는 사람은 불안한 마음도 자주 생깁니다. 자율신경계의 조절 기능이 떨어져 교감신경이 항진되기 때문입니다. 명상과 요가, 이완 요법은 흥분한 교감신경을 가라앉혀 몸과 마음을 안정되게 해줍니다. 불안한 마음이 들면 편안하게 앉아서 심호흡을 해보세요. 잠깐만이라도 자신의 호흡에 집중해서 심호흡을 하면, 불안한 마음을 가라앉히는 데 도움이 됩니다. 바쁘고 정신없는 세상이지만 우리 모두 잠깐 쉬어갑시다.

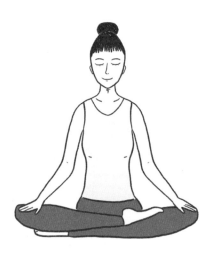

낮잠을 30분 이내로 자고, 침대는 잠을 자는 용도로만 사용하세요

우울증이 생기면 낮에도 무기력하고 피로해서 자꾸 눕고 싶습니다. 그러면 밤에 더욱 잠이 안 오고, 생활 리듬이 깨져 더욱 안 좋은 상태가 됩니다. 낮잠은 되도록 자지 말고, 너무 피곤한 경우에는 눕지 말고 앉아서 15~30분 정도만 자는 것이 좋습니다. 이것만은 꼭 지킵시다! 낮에는 움직이고 밤에는 자는 겁니다.

현재에 집중해보세요

과거와 미래의 일을 지나치게 생각해서 최악의 상황을 반복해 떠올리는 경우가 있습니다. 과거는 과거일 뿐이고, 미래는 아직 오지 않았습니다. 처음에는 무척 어려운 일이지만 지금 내 눈앞에 있는 일만 생각하는 연습을 하세요. 걱정의 90%는 오지 않을 일이고, 나머지도 대부분 어쩔 수 없는 일이라고 합니다. 걱정은 곰인형에게 다 던져주자고요.

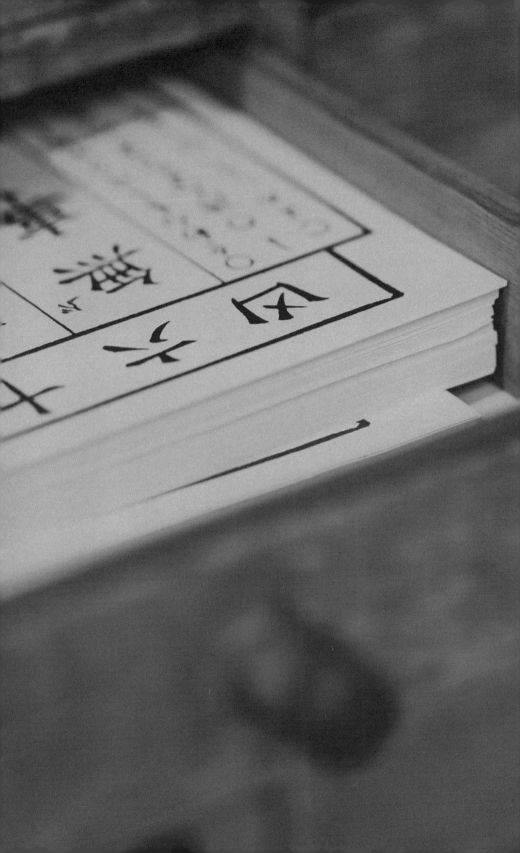

PART 4

틱

교감하는 마음치료 이야기 ————————————————————————————

어느 날, 초등학교 2학년 아들을 둔 엄마가 울면서 전화를 해왔습니다. 이분의 가정은 남편과 본인, 그리고 초등학교 2학년 아들까지 몸과 마음의 어딘가가 아프고 피곤할 때마다 한약으로 치료를 받는 가정입니다. 저와 인연을 맺은 지 벌써 10년 가까이 되어갑니다. 수화기 너머로 들려오는 아이 엄마의 목소리는 무척이나 다급하고, 어찌할 줄 모르는 목소리였습니다. 아이의 이름은 O승O이라고 하는데 편의상 지금부터는 승이라고 하겠습니다. 승이 엄마와의 대화는 이렇습니다.

"원장님! 승이가 며칠 전부터 한쪽 눈과 뺨을 자꾸 씰룩거려요, 흑흑."

"아…. 승이 어머님, 승이에게 무슨 일이 있었나요?"

"특별하게 큰일은 없었구요. 다만 며칠 전에 승이가 숙제를 하지 않고 놀기만 하길래, 숙제를 먼저 하라고 크게 야단친 적이 있어요. 야단을 맞고 승이가 한참 울었어요. 그때 이후 그런 것 같은데…. 흑흑흑."

"아 그런 일이 있으셨군요. 승이가 아무래도 틱이 생긴 것 같아요. 너무 걱정하지 마시고, 승이 데리고 한번 한의원에 나오시겠어요?"

"원장님 이게 한약으로 치료가 될까요?"

"네, 틱은 한약으로 치료가 잘되니까 너무 걱정하지 마시고, 승이 데리고 오세요."

"원장님, 승이가 눈과 얼굴을 씰룩거리는 걸 볼 때마다 눈물이 나서 승이를 쳐다볼 수 없어요."

"음…, 일단 진정하시고 승이 앞에서는 눈물을 보이지 마세요. 엄마가 자꾸 본인 때문에 우는 걸 보면 승이가 힘들어하니까요. 정말 태연하게 일상생활을 하셔야 해요."

"그게 잘 안 돼요, 원장님!"

"그래도 애를 쓰셔야 해요. 절대 엄마 잘못이 아니니까요."

대부분의 부모님들은 자식에게 무슨 일이 생기면 앞서 상황처럼 스스로를 자책합니다. 승이 엄마도 그날 본인이 승이를 너무 심하게 혼내서 승이에게 틱이 생긴 것이라고 생각해서 심한 죄책감 때문에 자꾸 아이만 보면 눈물을 보이게 된 겁니다. 또한 아이가 불쌍한 마음도 있었을 것이고, 이 증상이 성인까지 평생 가면 어쩌나 하는 걱정도 있었을 겁니다. 주위를 살펴보면 적지 않은 부모님들이 아이들이 사춘기가 되어 반항하거나 교우관계가 좋지 못해 혼자만 있는 시간이 또래 아이들보다 많아 보이면, '아이를 너무 강압적으로 키우지 않았나!' 하며 자책하는 것을 드물지 않게 봅니다. 이런 틱 증상이 발생하는 경우는 더욱더 많이 자책하게 됩니다. 하지만 분명히 먼저 말씀드리고 싶은 것은 부모님 탓이 아니라는 것입니다. 엄마나 아빠에게 심하게 야단맞은 이후에 생겼다고 하더라도 엄마 탓, 아빠 탓이 아닙니다. 그러니 절대 죄책감은 갖지 마시기 바랍니다.

앞서 승이의 사례는 엄마가 쉽게 틱 증상을 발견한 경우입니다. 하지만 그렇지 않은 경우도 많습니다. 예를 들어 이상하게 보이는 습관이나 독특한 버릇처럼 증상이 나타나는 경우도 있습니다. 공부를 하려고 할 때 자꾸 코를 킁킁거릴 수도 있고, 음음거리는 목소리를 자주 낼 수도 있습니다. 부모님은 이러한 아이의 모습을 발견하면 먼저 '비염이 있나?' 아니면 '감기에 걸렸나?' 하고 의심해서 감기약이나 비염약을 먹이는 경우도 있습니다. 그러나 이러한 약을 먹어도 잘 낫지도 않을뿐더러 증세를 오히려 더 악화시키기도 합니다. 초반에 증상이 미약하게 나타날 때는 이렇게 틱 장애를 구분해내기 어려울 때도 있습니다.

그렇다면 이러한 틱이라는 것은 무엇이고, 그 원인은 무엇일까요? 또한 고쳐지는 걸까요? 왜 어떤 아이는 예민하고 스트레스를 많이 받는 상황에서 이러한 증상이 생기고, 또 어떤 아이는 잘 견디며 생기지 않는 걸까요? 이러한 증상이 성인까지 이어지지는 않을까요? 그리고 어떻게 치료하면 될까요? 이제부터는 틱의 원인과 발병률, 치료 방법, 그리고 이후 생활 관리 등에 대해서 상세하게 알아보도록 하겠습니다.

1

틱이란 무엇일까요?

틱(Tic)이란 급작스럽고 반복적으로 근육이 수축하는 것을 말합니다. 어떤 경우에는 정상적인 행동으로 보이기도 합니다. 즉, 특별한 이유 없이 자신도 모르게 얼굴이나 목, 어깨, 몸통 등의 신체 일부분을 아주 빠르게 반복적으로 움직이거나 이상한 소리를 내는 것을 말합니다. 틱은 단순틱과 복합틱으로 나눌 수 있으며, 그 형태에 따라 운동틱과 음성틱으로도 나눌 수 있습니다.

운동틱

운동틱은 계속해서 눈 깜빡거리기, 입을 빠르게 벌렸다 다물기, 턱을 앞으로 쭉 내밀기, 머리 흔들기, 고개 끄덕이기, 어깨 씰룩거리기, 다리 떨기, 눈 흘기기와 같이 신체의 한 부분에서 발생하는 경우를 말합니다. 대부분 얼굴이나 머리 주위에 집중적으로 나타나는 것을 볼 수 있습니다. 운동틱은 단순운동틱과 복합운동틱으로 나누어집니다.

단순운동틱

단순운동틱은 하나 혹은 소수의 근육군이 관여하고, 이것을 또다시 간대성(Clonic), 긴장성(Tonic), 근긴장이상성(Dystonic)으로 나눌 수 있습니다. 간대성틱은 아주 급격하고 짧은 기간에 일어나는 운동입니다. 예를 들어 눈 깜빡거리기, 머리 흔들기, 어깨 들썩이기 등이 있습니다. 긴장성틱 또는 근긴장이상성틱은 간대성틱보다 지속적인 근육 수축으로서 팔을 펴거나 근육에 힘을 주는 형태로 나타납니다. 이런 근긴장이상성틱은 뚜렛장애에서 흔하게 나타나고, 안구운동 이상이나 사경 등도 나타날 수 있습니다.

복합운동틱

복합운동틱은 여러 근육이 동시에 수축하는 것입니다. 스스로를 때리기, 제자리에서 펄쩍 뛰어 오르기, 팔다리를 동시에 펴기 또는 굽히기, 다른 사람이나 물건을 만지기, 손 냄새 맡기, 남의 행동을 그대로 따라 하기, 외설적인 행동하기 등이 있습니다.

음성틱

음성틱은 발성에 관여하는 후두, 구강, 횡격막 등의 근육기관이 갑작스럽게 수축하면서 나오는 소리로 보기도 합니다. 쿵쿵거리는 소리, 입맛 다시는 소리, 기침 소리, 음음거리는 소리 등을 내며 심한 경우 욕설이나 단발성의 단어나 문장을 불수의적으로 내뱉기도 합니다. 이러한 음성틱은 단순음성틱과 복합음성틱으로 나누어집니다.

단순음성틱

단순음성틱은 쿵쿵거리거나 혀를 끌끌 차는 소리, 가래 뱉는 소리, 기침소리, 빠는 소리, 코로 숨을 들이마시는 소리, 쉬 소리, 침 뱉는 소리 등을 냅니다.

복합음성틱

복합음성틱은 음절이나 어구를 반복하기도 하는데, '이봐', '닥쳐', '그만해' 같은 말을 하거나 저속한 언어를 사용하기도 합니다. 단순음성틱과 달리 복합음성틱은 일부러 그러는 것으로 오해를 많이 받습니다.

2

틱은 어떻게 분류할 수 있을까요?

틱은 DSM-IV-TR(Diagnotic and Statistical Manual of Mental Disorders-IV-TR)의 진단 기준을 따릅니다. 그 분류는 다음과 같습니다.

- 일과성 틱장애(TTD, Transient Tic Disorder) : 근육 틱이나 음성 틱이 4주 이상 12개월 이내의 시간 동안 지속적으로 나타나는 경우를 말합니다.
- 만성 틱장애(CTD, Chronic Tic Disorder) : 근육틱이나 음성틱이 1년 이상 지속적으로 나타나지만, 근육틱이나 음성틱이 동시에 나타나지 않고 거의 매일 또는 간헐적으로 하루에 몇 차례 일어나며, 이 기간 동안 틱이 없는 기간이 연속적으로 3개월 이상 지속되지 않는 경우를 말합니다.
- 뚜렛장애(TD, Tourette's Disorder) : 근육틱과 음성틱이 같이 나타

나고, 1년 이상 지속되는 경우를 말하는데, 여러 가지 운동틱과 한 가지 또는 그 이상의 음성틱이 장애의 경과 중 나타나며 두 가지 틱이 동시에 나타나지 않을 수도 있습니다. 또한 틱은 1년 이상의 기간 동안 거의 매일 또는 간헐적으로 하루에 몇 차례씩(대개 발작적으로) 일어나고, 이 기간 동안에 틱이 없는 기간이 3개월 이상 지속되지 않아야 합니다.

앞서 세 가지 분류의 틱은 대부분 만 18세 이전에 발병한다고 되어 있습니다.

- 상세불명의 틱장애(Unspecified Tic Disoder) : 앞서의 세 가지 분류에 해당하지 않는 틱 증상을 말합니다. 즉, 만 18세 이후 성인이 되어 발생한 틱 증상에 대해서는 상세불명의 틱장애라고 볼 수 있습니다.

앞서 언급한 증상들을 일종의 질병으로 분류하기 위해서는 틱이 심각한 불편을 초래하거나 생활하는 데 어려움을 야기해야 합니다. 또래로부터 놀림감이 되기도 하고, 자신의 충동을 억제하는 것이 어려워서 많은 아이들은 긴장감이 높아지고, 불쾌해지기도 하며, 좌절해서 사기가 저하되고, 심하면 대인 기피 등의 증상이 나타나기도 합니다.

3

틱의 역학적 특징은 무엇일까요?

대부분의 정신과 질환과 마찬가지로 틱장애도 질환의 정의가 바뀌게 되면 병이 나타나는 비율(유병률)에도 상당한 변화가 발생합니다. 즉, 틱장애의 표현 양상을 더 넓게 보면 유병률도 높게 나타나고, 좀 좁게 정의내리면 유병률은 더 낮게 나타납니다. 틱장애가 나타나는 비율은 각 지역, 각 나라에 따라서는 큰 차이가 없이 비슷했습니다. 단지 남자가 여자보다 약 3~4배 정도 더 발생하는 특징이 있습니다.

일과성 틱장애는 비교적 흔한 질환으로 학령기 아동의 약 5~15%에 이릅니다. 1년 이상 지속되는 만성 틱장애의 경우에는 약 1%의 아동에서 나타납니다. 일과성 틱장애는 보통 아동기나 조기 청소년기에 시작되며, 가장 빨리 발생한 경우로는 2세에 발병한 보고가 있습니다. 뚜렛장애는 평균 7세경 발병하며, 대부분 14

세 이전에 발병하는 것으로 알려져 있습니다.

결론적으로 말하면 틱장애의 대부분은 아동기에 발병하고, 평균 발생 연령이 약 7세 정도입니다. 최근 들어서는 성인기에 시작되는 틱장애가 종종 보고되고 있는데, 이는 외적 요인에 의한 2차적인 틱장애인 경우가 많습니다.

4

공존 질환

전체 틱장애 아동 중 32% 정도가 주의력결핍 과잉행동장애 (ADHD)를 함께 갖고 있습니다. 또한 약 18% 정도는 틱장애와 강박장애를 동시에 갖고 있습니다. 틱과 관련된 강박 증상은 성적이거나 공격적인 내용이 많습니다. 이외에 충동조절장애, 학습장애, 우울증, 기타불안장애를 동반하기도 하는데, 이는 틱 증상에 따른 적응 과정에서 기인하는 문제일 수 있습니다.

5

틱의 원인은 무엇일까요?

아직까지는 틱의 원인으로 확실하게 밝혀진 것은 없습니다. 지금까지 서양 의학적으로 제기된 대부분의 원인들은 가설로 제기되고 있는 것입니다. 틱을 일으키는 원인으로는 유전적인 요인과 환경적인 요인들이 모두 복합적으로 작용하고 있고, 심리적인 요인들도 많은 영향을 끼칩니다. 신경학적으로 뇌의 피질 또는 운동을 계획하는 뇌 영역이 적절하게 활동을 못 하면 틱이 발생할 확률이 높아진다고 합니다. 또한 뇌 구조 내의 높은 수준의 도파민 활동, 그 외의 글루카민산염, GABA, 세로토닌, 노어에피네프린 등도 틱과 관련 있는 것으로 알려져 있습니다. 일부에서는 연쇄상구균의 감염으로 인한 반응으로 틱이 발생한다고 주장하기도 합니다. 이렇게 틱장애는 온전히 생물학적 원인으로 발생하는 질환이지만, 환경적 스트레스로 인한 정서 변화에 따라 악화되는 측면이 있습니다. 시험기간 중 긴장할 때, 너무 좋아서 흥분할 때, 가족이나 학교 친구들로부터 틱에 대한 놀림이나 비난을 받아 화가 많이 날 때 틱 증상이 심해지는 것도 이러한 정서 변화에 따른 영향이라고 할 수 있습니다.

틱을 나타내기 전 욕구 혹은 특정한 감각(Urge, Sensation)이 선행되기도 하는데, 이를 감각틱(Sensory Tic)이라고도 합니다. 틱이 일어나기 전에 생기는 욕구라고 해서 이것을 '전조 감각충동(Premonitory Urge)'이라고도 하는데, 국소적인 감각이나 불편한 느낌을 말합니다. 몸에서 일종의 불쾌한 감각인 전조충동을 느끼게 되고, 그 감각을 해소하기 위해 근육을 빠르게 움직이거나 소리를 내게 되는 것이 틱이라고 알려져 있습니다. 단순히 자기도 모르게 틱 증상이 나타나는 것이 아니고 신체에서 저런 느낌이 순간적으로 느껴지고, 그것을 해소하기 위해 반응을 하는 것입니다.

전조 감각충동이란?

신체에서 느껴지는 일종의 '찜찜한 느낌, 불편하거나 모호하게 가렵거나 조임, 긴장, 틱을 해야 할 것 같은 느낌 등으로 표현합니다. 즉, 신체의 어떤 부위에 뚜렷한 감각으로 느껴지고, 긴장감을 증가시키며, 해당 신체 부위를 움직임으로써 해소되는 일종의 불쾌한 특성을 말합니다. 종종 눈을 깜빡이기 전에 눈이 불에 데는 것 같다거나 코가 막히는 느낌을 받기도 하며, 목에 긴장이 오거나 불편한 느낌, 목이 뻣뻣하게 굳거나 수축하는 느낌, 목이 아파오거나 간지러운 느낌을 말합니다. 그러나 전반적인 감각으로서 전체적인 초조감, 불안, 분노 또는 다른 정신적 느낌으로 나타나기도 합니다. 뚜렛장애 환자의 73~94%에서 보고되고 있으나 어린이의 경우 잘 느끼지 못하는 경우가 많고, 틱이 발생한 뒤에 이런 감각적 변화를 느끼기까지 수년이 걸리는 경우도 흔합니다.

감각틱을 가장 많이 느끼는 신체 부위는 어깨, 손바닥, 목, 눈, 복부의 중심, 손등, 발 순으로 나타납니다. 감각틱이 생기는 기전은 확실히 밝혀진 것은 없으나, 체감각피질 영역은 신체 부위별로 구성된 조직(Somatotopical Organization)을 보이며, 이 영역은 운동피질과 인접해 있습니다. 그래서 모종의 병변이 운동피질에 영향을 미치다가 수년이 지난 뒤에 체감각피질 영역에 연결되는 시상-선조체의 신경회로에까지 영향을 미치게 되고, 그제야 감각틱이 생기는 것이 아닌가 하는 가설도 제시된 바가 있습니다.

조수철, 《틱장애》, 서울대학교출판부 참고

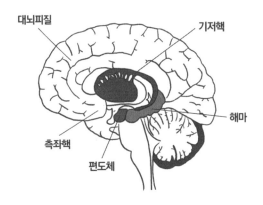

대뇌피질 / 기저핵 / 해마 / 측좌핵 / 편도체

신경생물학적인 원인

도파민이 원인이라는 가설

도파민이 과잉되거나 도파민 수용체의 민감도 증가로 인한 도파민 전달의 증가가 틱과 뚜렛 증상을 일으킨다는 가설입니다. 도파민 합성 혹은 차단 약제를 쓴 후 틱 증상이 감소되었고, 약제를 중단한 이후 틱 증상이 다시 생기거나 더 심해졌다는 것을 토대로 도파민이 틱장애를 일으키는 원인이라는 가설입니다.

도파민계 약물로는 할로페리돌, 올라자핀, 피모자이드, 아빌리파이, 리스페리돈 등이 있습니다. 이러한 약물 등의 부작용으로는 급성근긴장이상, 연하곤란, 불면, 초조, 어지럼, 두통, 불안, 우울, 환각, 흥분, 인지와 운동의 부조화 등이 알려져 있습니다.

노어에피네프린이 원인이라는 가설

뚜렛장애 환자 중 그렇지 않은 환자에 비해서 성장호르몬 분비가 낮은 경우가 있었는데, 이는 노어에피네프린계와 관여가 있는 걸로 보입니다. 또한 발달 단계 중 결정적인 시기에 시상하부-뇌하수체-부신피질축(HPA Axis)을 과활성시키는 충분한 양의 스트레스가 있었다면, 유전적으로 취약한 아이를 감작시키거나 질병을 발병, 혹은 진행시킬 수 있는 것으로 보았습니다. 이는 노어에피네프린계와 이와 연관된 시상하부-뇌하수체-부신피질축의 반응성과 밀접하게 연관되어 있습니다.

노어에피네프린계 약물로는 클로니딘과 구안와신이 있습니다. 틱 증상을 완화해주는 효과는 도파민 차단제보다는 떨어지지만, 뚜렛장애와 ADHD를 동반하는 경우에 주로 처방됩니다. 이러한 약물의 부작용은 진정 효과, 기립성 저혈압, 두통, 자극과민성, 기분 불안정, 수면장애, 입마름 등으로 알려져 있습니다.

세로토닌이 원인이라는 가설

세로토닌의 신경원은 뇌전체로 연결되는데, 특히 변연계(Limbic System)와 기저핵(Basal Ganglia)으로 풍부하게 분포되어 있습니다. 이렇게 구피질에 세로토닌성 신경분포가 풍부하다는 것은 결국 뚜렛장애나 틱장애의 운동증상 및 틱장애와 관련이 깊은 강박 행동들의 감정적 요소들과 경로에서 세로토닌 신경원이 중요한 위치를 차지한다는 것을 의미한다고 합니다.

예를 들면 세로토닌계 기능이 저하되면 뚜렛장애 증상들이 악화되고, 세로토닌계 기능이 항진되는 경우에는 뚜렛장애 증상들이 호전되는 경우가 있습니다. 세로토닌계 약물로는 플루옥세틴이 있습니다. 부작용으로는 불면, 피로, 오심, 운동틱 증상 악화, 식욕 감소, 복통 등이 알려져 있습니다.

신경내분비가 원인이라는 가설

틱장애가 발생하는 비율이 여성에 비해 남성이 현저하게 많다는 임상적 관찰 결과를 토대로 남성과 여성을 결정하는 성호르몬과 이에 영향을 받는 신경계 구조물의 차이가 발병에 영향을 주는 것이 아닐까 하는 가설입니다.

감염 자가면역 과정이 원인이라는 가설

감염과 자가면역 과정에 의해서도 뚜렛장애와 강박장애가 생길 수 있다는 가설입니다. 바이러스나 연쇄상구균 감염에 의한 반응으로 자가면역 과정에 의해 병이 생긴다는 가설입니다.

유전적 원인

틱 증상을 보이는 아이의 경우 부모가 어릴 적에 틱 증상을 보였던, 가족력이 있는 경우가 많습니다. 일란성 쌍생아의 경우 뚜렛병은 54~89% 정도 일치율을 보이고, 만성 틱장애까지 범위를 넓히면 94~100%까지 일치율이 보이는 것으로 알려져 있습니다.

환경적 요인

일란성 쌍생아 연구에서 상대적으로 체중이 낮을수록 틱 점수가 높게 나오거나 틱장애를 갖고 있는 어린이들이 그렇지 않은 어린이들에 비해 유의미하게 산과적 합병증이 높게 나타났다는 연구가 있습니다. 임신 중 산모의 심한 스트레스나 첫 3개월 동안의 심한 오심, 구토 증상도 태어난 아이의 틱 심각도와 연관이 있는 것으로 알려져 있습니다. 출산 과정에서의 뇌 손상, 뇌의 염증 등도 틱장애 발병률과 연관이 있습니다.

심리적 요인

틱 증상은 스트레스에 민감한 질환으로 알려져 있습니다. 이는 전형적인 틱장애의 경우, 스트레스를 심하게 받게 되면 증상이 악화되기 때문입니다. 예를 들어 환자가 틱 증상을 보였을 때 주위의 부모나 교사가 꾸중하거나 지적하면 증상이 더욱 악화되고, 틱이 악화되면 주위로부터 스트레스가 증가하고, 다시 증상이 심화되는 악순환이 됩니다.

고통스러운 일이든 즐거운 일이든 생활의 변화는 아이에게 심리적인 스트레스의 잠재적인 원천이 될 수 있고, 단기간에 틱 증상을 악화시키는 위험요인이 될 수 있습니다. 가정불화, 학교시험, 흥분되는 신학기 등의 시기는 증상을 악화시켜 다시 치료해야하는 상황을 만듭니다.

한의학에서 보는 틱의 원인

틱의 한의학적 원인이라고 해서 앞서 제기된 원인들과 완전히다른 이야기를 하려는 것이 아닙니다. 한의학에서도 틱의 원인은뇌와 밀접하게 영향이 있는 것으로 봅니다. 실질적으로 틱장애를치료하는 처방과 뇌전증(간질)을 치료하는 약물(한약 처방)은 크게 다르지 않습니다. 거의 같은 계열의 처방으로 치료하고, 부작용 없이 잘 치료되고 있습니다.

한의학에서 보는 틱장애의 원인은 뇌신경의 흥분입니다. 단지앞서 말한 원인들과 다른 점은 뇌신경을 흥분시키는 원인을 오로지 뇌에서만 찾지 않을 뿐입니다. 서양의학에서는 그 원인을 뇌신경전달 물질, 뇌 구조 이상 등에서 찾아 신경전달을 차단하는 식으로 몸에서 이미 일어난 결과만을 바라보고 치료하니 많은 부작용이 생길 수밖에 없고, 그 병의 결과를 만든 원인은 찾아 치료할 수 없으니 치료가 한계에 다다르는 것입니다.

처음에는 약물에 잘 반응하다가 약의 용량을 늘려도 더 이상 치료가 되지 않아 한의원에 내원하는 경우가 많습니다. 몇 년을 고생하다가 온 아이들을 보면 너무나 안타까운 경우가 많습니다. 한의학에서는 뇌에서 왜 그런 반응이 나타나는지 원인을 찾아 안정시켜줍니다. 그러니 부작용이 없고 치료가 온전히 될 수 있는 것입니다. 먼저 한의학에서는 뇌를 어떻게 바라보는지 살펴보도록 하겠습니다.

한의학에서 뇌란?

사람의 뇌를 훈련해서 투시 능력을 키워 미궁에 빠졌던 범죄를 풀어냈던 이야기들을 많이 들어보셨을 겁니다. 아주 오래전 뛰어난 몇몇 선조들은 미래의 상황을 예측해서 대비하기도 했습니다, 무슨 뜬구름 잡는 소리냐고 하겠지만, 우리 뇌의 능력은 무궁무진합니다.

한의학에서는 우리 몸을 '소우주'라고 했습니다. 우주와 연결되어 있어 서로 소통하며 우주를 축소해 놓은 것이라 해서 소우주라고 말했습니다. 그중에서도 뇌는 우리 몸 가장 꼭대기에 있는 기관으로 가장 중요한 역할을 합니다.

한의학에서 뇌는 머리에 있는 뇌만을 의미하지 않고, 척추 속의 공간을 통해 꼬리뼈까지 쭉 통해 있으면서 수없이 순환하는 뇌척수까지를 의미합니다. 즉, 머리와 임독맥을 통해 끊임없이 순환하는 뇌척수까지가 뇌에 해당하는 것입니다. 이를 통해 뇌는 우리 몸의 오장육부와 팔다리 말초 끝까지 모든 것을 주관하고, 신호를 주고 받아들입니다.

오장은 간, 심장, 비장, 폐, 신장을 말하고 육부는 위, 소장, 대장, 담, 방광, 삼초를 말합니다. 일반적으로 오장은 대부분 정기를 저장하는 역할을 합니다. 피를 저장하고, 기를 저장하고 수를 저장합니다. 반면에 육부가 하는 일은 음식물을 소화하고, 배설하는 통로의 역할을 합니다.

이외에 '기항지부(奇恒之府)'라는 것이 있습니다. 뇌와 척수는 여기에 속합니다. 기항지부는 뇌(腦), 수(髓), 골(骨), 맥(脈), 담(膽), 여자포(女子胞) 등 6개의 장기를 말합니다. 형태상으로는 모두 속이 비어 있어서 육부와 비슷하지만, 그 기능면에서는 음식을 소화하거나 배설하는 통로의 역할을 하지 않습니다. 오히려 정기를 저장하는 오장의 생리 기능과 유사합니다. 즉, 기항지부는 음정(陰精)을 저장하고, 배설하지 않는 것으로 일반적인 오장육부의 기능과 달라 기항지부라고 했습니다. 기항지부는 혼자 독립된 장부가 아닙니다. 즉, 뇌는 신(腎), 비(脾), 심(心), 간(肝)의 작용과 상호 협조 관계를 갖고 있고, 수(髓)와 골(骨)의 성장은 신(腎)에 저장되어 있는 정기의 영양 공급에 의지해서 생장합니다.

뇌는 두개골 안에 있고 수(髓)가 모여 이루어집니다. 《영추.경맥론》에서는 사람이 생기기 전에 먼저 정기(精氣)가 이루어지고, 정기가 이루어지면 뇌수(腦髓)가 생긴다고 했습니다. 이것은 뇌가 생겨나는 것이 신(腎)과 밀접한 관계가 있다는 것을 설명하는 것입니다. 즉, 신(腎)은 정기(精氣)를 저장하는 장기로서 정(精)이란 부모로부터 물려받은 선천(先天) 신정(腎精)과 비위(脾胃)가 수곡을 화생시킨 후천(天)의 정기를 역시 신(腎)에 보충시킴으로 해서 신(腎)이 수(髓)를 산생(産生)하게 되는데, 이들을 두개(頭蓋)에 모아 뇌를 형성하기 때문에 뇌를 수해(髓海)라고도 합니다. 즉, 사람은 부모에게서 태어날 때부터 받은 정기(면역, 건강 등등이라고 표현할 수 있습니다)와 엄마 뱃속에서부터 그리고 태어나 자랄 때 먹고 자라는 음식 등으로 만들어진 영양분 등이 원기에 보충시켜 신(腎)이 골수를 생성시키고, 두개골에 모아 뇌를 형성한다는 말입니다.

뇌는 사람의 고급 중추신경 기능 활동을 주관하는 기관으로 앞에서 설명한대로 생성된 신정에 의해 생기므로 신정이 충실하면 신체는 민첩하고 튼튼할 뿐만 아니라 뇌의 기능이 발휘됨으로써 영민하게 됩니다. 뇌의 일부기능은 심(心), 간(肝), 신(腎) 등 장부와 생리, 병리적으로 밀접한 관계를 가지고 있습니다. 이렇듯 틱은 직접적으로 뇌의 이상으로 보지만, 그 뇌신경의 흥분이나 뇌 기능 이상은 결과이고, 그 결과로 틱 증상이 나타나는 것입니다.

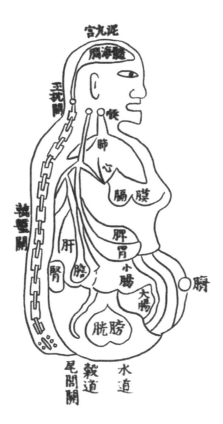

圖府藏形身

신형장부도(身形藏府圖), 《동의보감》

6

틱의 치료와 예후

　보통 일반적으로 틱장애의 증상은 12~13세쯤에 가장 악화되고, 16~30세 사이에 대부분 호전되는 것으로 알려져 있습니다. 하지만 이것은 치료된다는 말이 아닙니다. 소아틱에서부터 시작된 증상이 성인까지 지속되는 경우가 많습니다. 증상을 억눌러 심해지는 시기만 잘 견디게 하는 것이라고 생각합니다. 하지만 한의학에서는 뇌 이상을 일으키는 원인을 찾아 치료합니다. 증상 완화가 아닌 치료를 합니다. 틱은 많은 분들이 걱정하고 우려하는 것보다 훨씬 더 한약으로 치료가 잘됩니다. 얼마 전에도 4년 동안 너무 고생하며 도파민계, 세로토닌계 약을 3년 이상 먹고도 이제는 더 이상 치료가 되지 않아 찾아온 아이가 있었습니다. 그동안 고생했던 아이를 보니 너무나 가슴이 아팠습니다. 하지만 그 아이는 한약을 먹고 몰라보게 좋아졌습니다.

어떤 아이들은 심약하게 태어나 쉽게 놀라고, 작은 자극에도 신경이 예민해집니다. 이로써 틱 증상이 발생했다면 심을 강하게 하고, 긴장된 뇌신경과 근육들을 이완시켜 치료합니다. 너무 열이 많은 아이로 태어나 쉽게 열이 머리 위로 오르고, 밑으로 내려와야 할 열이 머리를 공격한다면 그 열을 식혀주고 열이 아래로 잘 내려오게 소통시키는 치료를 합니다. 이러한 치료법은 부작용이 없고 온전히 틱 증상을 치료하게 됩니다.

치료 기간은 대체로 3~6개월 정도 소요됩니다. 틱 증상이 심할수록 의도된 운동과 언어 행위에 더 많은 지장을 받을 수 있고, 좀 더 심한 틱 증상을 갖고 있는 아동은 놀림을 더 많이 받을 수 있습니다. 이럴 때 자존심에 상처를 받을 수도 있지만 모든 아동에게 해당하는 이야기는 아닙니다. 심한 틱 증상을 갖고 있는 아동이라도 행복감, 자신감을 갖고 관계를 잘 형성하며 인기가 있고 공부도 잘하고 가족들과 편안할 수 있는 반면, 비교적 가벼운 틱을 갖고 있는 아이라도 우울하고 친구 관계를 잘 맺지 못하고 낮은 자존감과 자신감 결여, 그리고 저조한 학업 성취를 보일 수 있습니다. 따라서 틱 증상이 심하든지 심하지 않든지 적극적으로 치료를 해야 아이가 상처받고 자신감이 저하되는 일을 줄일 수 있습니다.

대체적으로 3~6개월 정도의 적극적인 치료 후에 경과를 지켜보고, 모든 증상이 소실되었다 하더라도 새학기가 시작된다거나 가족 내 갈등, 시험 결과를 기다려야 할 때, 이사 등의 심한 스트레스 상황이 예상이 된다면 예방적인 조치로 그 기간을 안전하게 지날 수 있도록 치료를 더 받는 것이 좋습니다.

일반적인 예후처럼 아이가 커가고 모든 장기, 근골계통 등이 키와 몸무게에 따라 잘 성장한 후에는 틱 증상을 겪었던 아이도 스트레스를 이겨낼 힘이 훨씬 더 커지게 되어 틱 증상이 잘 발생하지 않습니다.

7

집에서 틱을 어떻게 관리할까요?

아이에게 틱 증상이 나타났을 때 부모님들은 참 많이 놀랍니다. 하지만 이럴 때 아이를 보면서 과도하게 놀라거나 틱을 보이는 아이를 걱정스럽게 계속 쳐다보면서 눈물을 흘리거나 틱을 참아보라고 윽박지르거나 하는 행동은 절대 금물입니다. 이러한 행동은 아이의 틱 증상을 더욱 심화시킬 수 있으므로 주의해야 합니다.

아이 스스로도 이미 틱으로 인해 충분히 스트레스를 받고 있는 상황이므로 앞에서 걱정하는 것보다 틱 증상이 오래가지 않아 나을 수 있다는 것을 아이에게 인지시켜주고 안심시켜주는 것이 중요합니다.

한의원에 아이를 데리고 오는 부모님들 중에는 아이가 평상시 갖고 있는 안 좋은 습관들이 제어가 안 되니 아이가 그런 습관을 제어할 수 있도록 잘 이야기해달라고 하시는 분들이 종종 있습니다. 이러한 습관이 있다면 아이들과 충분한 대화로 아이가 스스로 잘못된 습관을 바로잡을 수 있도록 지도해주시는 것이 좋습니다.

예를 들어 아이가 평상시에 휴대폰을 너무 많은 시간 봐왔다면 아이와 충분히 대화를 하신 후에 일정 시간으로 줄이는 노력을 해보는 것이 중요합니다. 이때 부모님이 강압적으로 하는 것보다는 아이 스스로 결정해서 지켜나가게 해주는 것이 좋습니다. 다양한 환경적 요인의 결과로 틱 증상은 쉽게 일시적으로 심해지거나 완화될 수 있습니다. 이러한 변화에 부모님들이 너무 고무적이 되거나 너무 비관하지 않아야 합니다.

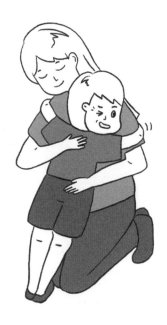

8

틱의 교감한의원 치료 사례

OOO. 3세 여아. 100cm/26kg

건실한 여자아이로 얼굴색이 짙은 편이고, 통통한 체구에 매우 활동적이었습니다. 틱은 수개월 전 발작했다고 했습니다. 눈을 자주 깜빡이고, 코를 실룩거리고 팔다리를 연신 흔들며 잠시도 가만히 있지 못하는 그런 유형의 틱이었습니다. 특별히 긴장하거나 스트레스를 받은 적 없이 어느 날 갑자기 틱이 발생했다고 했습니다.

아이가 평소 열이 많아 땀을 무척 많이 흘리는데, 특히 머리에서 땀이 비 오듯이 흐르고, 여름이면 전신에 땀띠가 생겨서 무척 고생한다고 했습니다. 그래서 한의원에는 틱을 치료하러 온 것이 아니라 너무 많은 땀을 치료하러 내원했다고 했습니다. 아직까지 일반인들에게 한약의 난치병 치료라는 인식은 보편적이지 않습니다. 그래서 틱이 한약으로 치료가 잘되는 질환이고, 아이의 틱 역시 한약으로 치료가 잘될 수 있다고 엄마를 설득해야 했습니다.

이와 같이 건실하고 열이 많은 아이의 틱 증상은 대개 체온의 급격한 상승으로 인한 뇌신경의 흥분에서 기인하는 경우가 많습니다. 14일 치 한약을 복약한 후 땀이 확연히 줄었고, 이제는 심하게 놀면 땀이 조금 흐르는 정도로 땀이 줄었다고 했습니다. 그리고 그동안 틱 증상은 한 번도 발생하지 않았다고 했습니다. 같은 처방으로 2개월 치를 연달아 복용하는 동안 드물게 틱이 한번씩 경미하게 발생하다가, 이윽고 틱 증상은 완전히 소실되었습니다. 수년 뒤 한의원에 다시 내원했을 때도 틱이 재발하지 않았던 것을 확인할 수 있었습니다.

OOO. 7세 남아. 130cm

통통하고 까무잡잡하며, 정적이고 수줍음이 많은 성격으로 남들보다 유달리 겁이 많은 아이였습니다. 틱장애는 다섯 살 때 시작되었는데, 당시 부모님의 부부싸움을 목격하고 나서 악화되었다고 합니다. 병원에서 뚜렛증후군 진단을 받고 내원했습니다.

초기에는 고개를 크게 뒤로 젖히고, 안면근육을 수시로 실룩거리고, 목을 좌우로 가누거나 가슴을 움찔거리는 행동틱으로 나타났다가 수시로 고성을 지르는 음성틱도 나타났습니다. 틱이 심한 날은 학교를 결석할 때가 많아서 한 달에 일주일 이상 결석한다고 했습니다.

동반 병증으로는 소변을 지리는 증상과 야뇨가 있었습니다. 거의 매일 낮에는 소변을 지리고, 밤에는 야뇨를 했습니다. 틱장애 발병과 거의 비슷한 시기에 발병했고, 틱이 심해지면 소변 지림과 야뇨도 심해졌기 때문에 동반 병증으로 볼 수 있었습니다. 그 밖에도 발이 조이는 것을 강박적으로 싫어해서 신발 끈을 매지 못하게 하거나, 한 겨울에도 양말을 신지 않은 맨발로 돌아다니는 것을 좋아했습니다.

틱에 비해 소변 지림, 야뇨는 치료가 쉬운 병입니다. 틱과 소변 지림, 야뇨가 거의 동시에 발생했고, 악화 및 완화 요인과 주기가 동일한 것으로부터 연관 병증으로 보고 소변 지림, 야뇨를 치료하면 틱도 같이 좋아질 것이라는 기대로 접근했습니다.

틱을 비롯한 정신과 질환의 접근에서는 환자의 감정을 정확하게 읽어내는 것이 중요할 때가 많습니다. 아이의 주된 감정은 거의 명백하게 두려움으로 읽혀졌습니다. 어릴 때부터 유달리 겁이 많았고 엄마와의 분리불안이 심했으며 지금도 혼자서는 못 자고 엄마가 곁에 있어야만 잘 수 있었습니다. 자면서도 자주 깨서 엄마가 있는지 확인했습니다. 어두운 곳에 혼자 있는 것을 무서워했으며, 밤에는 무서워서 화장실도 혼자 가지 못했습니다. TV에서 무서운 장면이 나오면 못 보고, 놀이터에서도 나이가 많거나 덩치가 큰 아이가 있으면 자리를 피했습니다.

이러한 제반 증상과 심리적, 신체적 상태를 종합적으로 고려해 선방한 처방을 복용한 후, 첫 한 달 동안 틱의 강도 및 빈도가 줄어들기 시작하고 전보다 잠을 잘 자게 되었습니다. 복용 2개월째에는 머리를 뒤로 젖히는 동작과 안면 근육의 실룩거림, 목 가누는 동작이 소실되었고, 가슴을 움찔거리는 동작만 남았으며 동작의 정도도 크게 약해졌습니다. 수시로 고성을 지르던 것도 거의 소실되고, 야뇨, 수면, 두려움도 크게 호전되었습니다.

치료 3개월째에는 야뇨, 소변 지림, 강박, 겁 많은 성격, 수면 상태와 더불어 제반 행동 및 음성틱도 거의 소실되었고, 아주 드물게 틱 증상이 발생할 때가 있었으나 남들이 거의 알아채지 못할 정도가 되었습니다. 이제 일상생활에 지장이 없을 정도로 틱 증상이 소실되어 정상적인 생활을 할 수 있게 되었기에 치료를 종료했습니다.

OOO. 6세 남아. 121.5cm/25kg

이 6세 남자아이는 유치원 발표회 때 노래를 부르면서 눈을 자꾸 깜박거리는 증상으로 틱 증상이 시작되었습니다. 엄마가 왜 그러냐고 묻자 눈 깜박거림은 더 심해졌습니다. 눈에 문제가 있나 싶어서 안과에 내원했다가 정상이라는 이야기를 듣고 소아과 내원을 권유받아서 틱 진단을 받았습니다. 아이는 행동틱과 음성틱을 모두 갖고 있었습니다. 처방약인 아빌리파이정을 복용하면 피로해하고, 소화불량이 생기는 부작용이 심했습니다. 틱 증상은 스트레스를 받거나 긴장할 때 악화되는 양상을 보였습니다.

소아 틱 환자의 치료에 있어서 부모님에게 틱에 대한 일반적인 티칭과 상담을 제공하는 것은 중요합니다. 틱은 한의학으로 치료가 잘되는 질환으로 그 원인은 알려져 있지 않습니다. 스트레스로 유발·악화되는 것은 맞지만, 이는 틱 외에 다른 질환에도 해당되는 이야기입니다. 항상 스트레스가 원인인 것도 아닙니다. 그러므로 우선 엄마가 '내가 아이에게 스트레스를 많이 줘서 틱이 생겼다'는 죄책감에서 벗어나야 합니다. 엄마가 부정적인 마음가짐에서 벗어나야 아이의 틱 치료에 도움이 되기 때문입니다. 그러므로 틱이 있다고 해서 정상적인 훈육을 포기해서는 안 됩니다. 그러면 아이를 제대로 교육할 수 없게 되고, 통제할 수도 없게 되어 장기적으로 틱을 치료하는 데도 도움이 되지 않습니다. 물론 지나친 스트레스를 주면 안 되지만. 그렇다고 정상적인 훈육까지 포기해서는 안 됩니다. 칭찬할 것은 칭찬하고, 혼낼 것은 혼낼 수 있어야 합니다. 또한 아이의 선생님께 아이가 틱장애가 있다는 사실을 알려서 선생님의 도움과 협조를 구하는 것이 좋습니다.

아이는 본원에서 한약을 복용하고 첫 15일 동안 틱이 호전되기 시작해서 복약 3개월 만에 틱 증상이 소실되었습니다. 발표회를 했는데도 틱 증상이 재발하지 않아서 보호자도 매우 놀랐습니다. 이후 재발 방지를 위해 한 달을 더 복용하고 치료를 종료했는데, 복용

도중에 열감기에 걸렸는데도 예전처럼 틱이 발생하지 않았습니다.

OOO. 10세 남아. 147cm/35.3kg

이 남자아이는 어느 날 숙제를 하지 않고 휴대폰게임을 오래 했다고 꾸중을 들은 이후 눈 깜빡임이 시작되었습니다. 엄마가 심하게 놀라며 전화를 해왔습니다. 당황해하던 모습이 아직도 생생합니다. 아이 엄마는 인터넷을 찾아보고 성인까지 틱이 지속되지는 않을까, 강박장애가 되지는 않을까 심하게 걱정했습니다.

내원 시 아이는 눈을 잘 못 마주쳤습니다. 아마도 눈을 깜빡이는 틱을 보이고 싶지 않아서 그런 것처럼 보였습니다. 아이는 이전에 비염을 오래도록 달고 살았던 이력이 있습니다. 아데노이드가 커서 절제 수술도 받았습니다. 그 이외엔 특별히 아픈 곳은 없고 건강한 아이였습니다. 이 아이는 양약을 먹지 않고 곧바로 한의원으로 와서 치료 한약을 먹었습니다. 한 달 정도 먹고 증상은 거의 소실되었습니다. 이후 새 학기에 학교를 가면서 다시 약간의 증상이 보여 한 달 정도 한약을 먹었고, 틱 증상은 다시 나타나지 않았습니다. 1년이 지난 지금 다시 연락을 드려 어떤지 물어봐도 전혀 이상 없이 건강하게 잘 지내고 있다고 합니다. 틱 치료에서 아이의 증상이 소실되더라도 새 학기나 이사 등 스트레스 상황이 올 때는 미리 약을 좀 더 먹어서 예방하는 것이 좋습니다. 매번

그럴 필요는 없지만, 틱이 치료된 직후의 새 학기 때는 반드시 그렇게 하는 것이 틱 증상을 온전히 회복시키는 데 도움이 됩니다.

9

부록 〈예일 틱 증상 평가척도〉

설문지를 작성하시는 부모님께,
이제부터 작성하실 설문지는 자녀의 틱 증상에 대해 보다 자세하게 평가하기 위한 것으로 진단 및 앞으로의 치료 계획에 중요한 자료가 될 것입니다. 작성하시는 데 다소 불편이 있으시더라도 끝까지 작성해주십시오.

다음의 질문은 아동에 대한 기본적인 정보를 얻기 위한 것입니다. 잘 읽고, 각 질문에 답해주십시오.

1. 아동에 대해

① 이름 :   ② 생년월일 :   년   월   일

③ 성별 :   ④ 학력 :   학교   학년

⑤ 틱 증상이 처음으로 발생한 나이는 언제입니까?   세(개월)

⑥ 현재 아동의 틱 증상으로 인해 약물을 복용하고 있습니까?
(예, 아니오)

2. 가족에 대해
① 아동은 __남__녀 중 __째입니까?
② 가정의 경제 상태는 어느 정도입니까? (상, 중상, 중, 중하, 하)
③ 아버지의 나이 : ___세, 아버지의 학력 :   아버지의 직업 :
④ 어머니의 나이 : ___세, 어머니의 학력 :   어머니의 직업 :
⑤ 아동의 형제나 부모, 친척 중에 틱 증상을 보이는 사람이 있습니까? (예, 아니오)
⑥ 주소 :
⑦ 전화번호 :

설문지 작성자(참가한 사람은 모두 V 표시하십시오.)
☐ 자신 ☐ 어머니 ☐ 아버지 ☐ 기타(   )

설문지 작성일 :   년   월   일

근육틱에 대한 설명
근육틱이란 근육운동을 포함하는 틱을 말합니다. 이는 대개 아동기에 시작되는데, 눈 깜박거림이나 한쪽으로 빠르게 머리를 젖히는 등의 갑작스런 동작이나 운동으로 나타납니다. 동일한 틱이 하루 중 갑자기 나타나고, 피곤하거나 스트레스를 받는 상황에서 악화되기도 합니다. 어떤 틱의 경우 틱을 할 것 같다는 느낌이나 충동이 선행합니다. 수주 또는 수개월 동안 근육틱은 증상이 악화되거나 호전될 수 있고, 오래된 틱 증상이 완전히 새로운 틱 증상으로 대치될 수도 있습니다. 대부분의 근육틱은 단순성(갑작스럽고 짧은 시간 동안의 의미 없는 동작)이지만 어떤 틱은 복합성을 갖고 있어서 마치 의도했던 행동이나 '의미 있는' 행동(예를 들면 어깨를 으쓱거리는 행동)처럼 나타나 다른 사람들에게는 잘못 이해될 수도 있습니다. 마치, 우리가 '잘 모르겠는데요' 하는 뜻으로 어깨를 으쓱거리는 것처럼 말입니다. 가끔 사람들은 자신의 틱 증상을 어떤 설명이나 변명으로 둘러대기도 합니다. 예를 들면, 감기가 유행할 계절이 아님에도 불구하고 '나는 잘 낫지 않는 감기가 있어요'라고 말합니다.

근육틱 평가 항목
지난 일주일 동안 경험한(관찰한) 근육틱을 다음과 같이 구분해 ∨ 표시하십시오.

① 단순성 근육틱 : 갑작스럽고 짧고 '의미 없는' 동작
② 복합성 근육틱 : 갑작스러운 동작으로 마치 의미 있는 행동처럼 보이지만 대개 자기도 모르게 일어나고 적절한 시기가 아닌 때에 나타나는 것입니다. 이러한 틱은 항상 동일한 방식으로 나타나고, 하나 이상의 근육들이 동작을 일으킵니다. 복합성 틱은 가끔 연결된 동작의 형태로 나타나는데, 예를 들면 얼굴을 찡그리면서 몸을 동시에 움직인다든지 하는 것 입니다. 복합성 틱의 항목은 아래 항목 중 밑줄 쳐 있는 부분입니다.
③ 또는 둘 다 나타나는 경우

당신이 경험한(또는 관찰한) 특정 틱 증상의 항목에 모두 V 표시하십시오.

나는 자신도 모르게 일어나며 분명히 목적 없는 다음과 같은 동작을 경험했거나 관찰했다.

지난주	① 눈 동작
☐	단순성 : 예를 들면 눈을 깜박거리거나, 곁눈질하거나, 빠르게 눈알을 굴리거나, 갑자기 매우 짧은 순간 동안 눈을 크게 뜨는 동작
☐	복합성 : 예를 들면 놀라거나 당황한 듯한 눈의 동작이나 시끄러운 소리를 들은 것처럼 잠깐 동안 옆을 보는 동작

지난주	② 코, 입 또는 혀의 동작이나 얼굴 찡그림
☐	단순성 : 예를 들면 코를 실룩거리거나, 혀를 내밀거나, 입술을 핥거나, 이를 꽉 다무는 동작
☐	복합성 : 예를 들면 어떤 냄새를 맡는 것처럼 콧구멍을 벌렁거리거나 미소 짓거나 기타 다른 종류의 입 동작 또는 우스꽝스러운 표정

지난주	③ 머리의 갑작스런 동작이나 움직임
☐	단순성 : 예를 들면 빠르게 머리를 젖히거나, 갑자기 턱을 위아래로 움직이는 동작
☐	복합성 : 예를 들면 머리카락을 올리기 위한 것처럼

머리를 한쪽으로 휙 돌리는 동작

지난주
④ 어깨 으쓱거림

☐ 단순성 : 예를 들면 어깨를 위나 앞쪽으로 갑작스럽
게 움직이는 동작

☐ 복합성 : 예를 들면 마치 '잘 모르겠는데요'라고 말하
는 것처럼 어깨를 으쓱거리는 동작

지난주
⑤ 팔이나 손의 동작

☐ 단순성 : 예를 들면 빠르게 팔을 굽히거나 펴거나 손
가락으로 찌르거나 손마디를 꺾어 소리 나
게 하는 동작

☐ 복합성 : 예를 들면 마치 머리를 빗듯이 손가락으로
머리를 가르는 행동이나 어떤 물건이나 다
른 것들을 만지거나 집거나 이유 없이 손가
락으로 세는 동작

지난주
⑥ 다리나 발, 발가락의 동작

☐ 단순성 : 예를 들면 차거나 깡충거리거나 무릎을 구
부리거나 발목을 굽히거나 펴거나 다리를
흔들거나 발을 구르거나 바닥을 치는 동작

☐ 복합성 : 예를 들면 앞으로 한 발짝 간 후 뒤로 두 발
짝 가는 동작이나 쭈그리거나 무릎을 깊이
굽히는 동작

지난주 □	⑦ 배의 동작
	단순성 : 예를 들면 배에 팽팽하게 힘을 주는 행동
지난주 □	⑧ 기타 복합성 틱
	글씨틱 : 똑같은 글자나 단어를 계속해서 쓰거나, 글씨를 쓰면서 연필을 잡아끄는 동작
	틱과 관련된 강박적인 행동(만지기, 치기, 옷을 매만지거나, 모서리를 맞추는 동작)
	무례하거나 음란한 동작 – 예를 들면 가운데 손가락을 내미는 동작
	몸을 굽히거나 꼬기 – 예를 들면 허리를 구부리는 동작
□	이상한 자세 – 자세히 설명해보십시오.
	( )
□	돌거나 회전하기 –
	(도는 방향을 적어보십시오 :)
□	자신에게 상처를 입히는 행동 – 아래에 자세히 설명해 보십시오.
	( )
□	기타 자신도 모르게 일어나며 분명한 목적 없는 근육틱 : 아래에 복합성 근육틱의 형태와 순서를 설명해 보십시오.
	( )

음성틱에 대한 설명

음성틱은 소리나 말을 포함하는 틱 증상입니다. 이는 대개 아동기에 시작되고, 근육틱이 이미 생긴 후에 시작되는 경우가 많지만, 최초의 틱 증상으로 나타나기도 합니다. 처음에는 갑작스럽게 소리를 내는 것으로 나타나는데, 예를 들면 헛기침 소리나 코를 훌쩍거리는 소리 등으로 시작됩니다. 동일한 틱이 하루 중 갑자기 나타나고 피곤하거나 스트레스를 받는 상황에서 악화되기도 합니다. 음성틱에는 때때로 목에서 느껴지는 이상한 느낌이나 소리를 내고 싶은 충동이 선행하는 경우도 있습니다. 수주 또는 수개월 동안 음성틱은 악화되거나 호전될 수 있고, 오래된 음성틱은 완전히 새로운 틱 증상으로 대치되기도 합니다. 대개의 음성틱은 단순성(갑자기 짧은 소리를 내는 것)이지만, 어떤 음성틱은 복합성이어서, 예를 들면 음란한 내용을 말하거나(외설증), 다른 사람이 말한 것을 반복해서 따라 말하기(반향어)도 합니다.

음성틱 평가항목

지난 일주일 동안 경험한(관찰한) 음성틱에 V 표시하십시오.

① 단순성 음성틱 증상(빠르고, '의미 없는' 소리를 내는 것)
나는 자신도 모르게 일어나며 분명히 목적 없는 다음과 같은 소리를 경험했거나 관찰했다.

	지난주
기침 소리	☐
헛기침 소리	☐
코를 훌쩍거리는 소리	☐

휘파람 부는 소리   ☐
동물 또는 새소리   ☐
기타 단순성 음성틱(자세히 설명해보십시오)   ☐

② 복합성 음성틱 증상(자신도 모르게 일어나며, 반복적이고, 목적
없는 낱말, 문구 또는 상황에 맞지 않는 말로 짧은 동안만 자발적
으로 억제할 수 있는 것)

━━━━━━━━━━━━━━━━━━━━━━━━━━━━━━━

나는 자신도 모르게 일어나며 분명히 목적 없는 다음과 같은 소리
를 경험했거나 관찰했다.

                                                        지난주
음절(자세히 설명해보십시오)   ☐
━━━━━━━━━━━━━━━━━━━━━━━━━

낱말(자세히 설명해보십시오)   ☐
━━━━━━━━━━━━━━━━━━━━━━━━━

무례하거나 음란한 낱말이나 문구(자세히 설명해보십시오)   ☐
━━━━━━━━━━━━━━━

반향어(다른 사람이 말한 것–한 낱말이나 문구를 따라 하는 행동) ☐
━━━━━━━━━━━━━━━

동어반복증(자신이 말한 것을 계속해서 반복하는 행동)   ☐
━━━━━━━━━━━━━━━

기타 다른 언어의 문제(자세히 설명해보십시오)   ☐
━━━━━━━━━━━━━━━

음성틱 증상의 형태나 순서를 자세히 설명해보십시오.   ☐
━━━━━━━━━━━━━━━

여러 가지 틱 증상의 혼합(근육, 음성 그리고 근육틱과 음성틱)
어떤 틱은 동시에 어떤 혼합이나 형태 또는 순서를 갖고 나타날 수 있습니다. 때때로 근육틱이나 음성틱이 함께 나타날 수도 있습니다. 예를 들면 갑자기 눈을 깜박거리면서 동시에 머리를 젖힐 수도 있고, 헛기침 소리를 낸 다음에 휘파람 소리를 낸다든지 하는 것인데, 이러한 배합은 언제나 함께 그리고 비슷한 방식으로 일어나거나 근육틱과 음성틱이 어떤 형태를 갖고 함께 일어날 수도 있습니다. 예를 들면 눈을 깜박거리면서 손을 흔든 후 헛기침을 하는 것입니다. 그리고 이런 틱은 언제나 같은 순서로 동시에 일어납니다.

• 지난 일주일 동안 당신은 여러 가지 틱 증상의 혼합을 경험(관찰)하셨습니까? (예, 아니오) 만약 '예'라고 하셨다면 당신의 여러 가지 틱 증상의 혼합에 대해 각각 설명해주십시오.

_____

• 지난 일주일 동안 당신은 적어도 세 개의 서로 다른 틱 증상의 혼합을 경험(관찰)하셨습니까? (예, 아니오)

현재 틱 증상의 심한 정도

지난 일주일 동안의 근육틱 및 음성틱에 대한 설명 중 가장 맞는 항목에 V 표시하십시오.

① 지난 일주일 동안 당신은 얼마나 많은 종류의 틱 증상을 경험(관찰)하셨습니까?(틱 증상 평가항목과 여러 가지 틱 증상 혼합에 대한 질문을 참조하십시오)

	근육틱	음성틱	
나는 어떤 틱 증상도 경험(관찰)하지 않았다.	☐	☐	
나는 오직 하나의 틱 증상만을 경험(관찰)했다.	☐	☐	1
나는 두 개에서 다섯 개 사이의 틱 증상을 경험(관찰)했다.	☐	☐	2
나는 다섯 개 이상의 틱 증상을 경험(관찰)했다.	☐	☐	3
나는 적어도 세 개의 틱 증상과 하나 또는 두 종류의 여러 가지 틱 증상 혼합을 경험(관찰)했다.	☐	☐	4
나는 적어도 세 개의 틱 증상과 적어도 세 종류의 여러 가지 틱 증상 혼합을 경험(관찰)했다.	☐	☐	5

② 지난 일주일 동안 틱 증상 없이 지낸 가장 긴 기간은 어느 정도입니까?(자고 있는 시간은 계산하지 마십시오)

	근육틱	음성틱	
나는 어떤 틱도 경험(관찰)하지 않았다.	☐	☐	
나는 거의 언제나 틱을 경험(관찰)하지 않는다(틱은 드물게 나타나고, 매일 일어나지 않는 경우가 많다. 틱이 없는 기간이 며칠 동안 지속된다).	☐	☐	1
나는 자주 틱을 경험(관찰)하지 않고 지낸다(틱은 대개 매일 일어난다. 때때로 틱이 갑자기 발작적으로 일어나나, 한 번에 수 분 이상 지속되지는 않는다. 틱이 없는 기간이 하루 중 거의 대부분이다).	☐	☐	2
나는 가끔 틱을 경험(관찰)하지 않고 지낸다(틱은 매일 일어난다. 틱이 없는 기간이 세 시간 이상 될 때가 많다).	☐	☐	3
나는 틱을 경험(관찰)하지 않고 지낼 때가 거의 없다(틱은 사실상 깨어 있는 매시간 일어나고, 지속적인 틱 증상이 정기적으로 일어난다. 틱이 없는 기간이 빈번하지 않지만, 있다면 3분 정도 된다).	☐	☐	4
나는 틱을 경험(관찰)하지 않고 지낼 때가 전혀 없다(틱은 사실상 언제나 나타난다. 틱이 없는 기간을 찾기 어렵고, 있다면 기껏해야 5~10분 정도다).	☐	☐	5

③ 지난 일주일 동안 당신이 경험(관찰)한 틱은 얼마나 심했습니까?(예를 들면, 가벼운 틱은 보이거나 들리지 않을 수 있고, 그 정도가 미약해서 다른 사람이 눈치 채지 못할 수도 있습니다. 한편 심한 틱은 매우 심해 다른 사람들의 관심을 끌고 그 강한 표현 때문에 신체적인 외상을 입을 위험도 있습니다. 틱은 가볍거나 중간 정도, 심한 정도의 사이에 있습니다)

	근육틱	음성틱	
나는 어떤 틱 증상도 경험(관찰)하지 않았다.	☐	☐	
내가 경험(관찰)한 틱은 아주 가벼운 정도이다(틱이 아주 미약해 다른 사람들에게 눈치 채이거나 들리지 않는다).	☐	☐	1
내가 경험(관찰)한 틱은 조금 심한 정도이다(틱이 비슷한 자발적인 행동이나 말보다 더 심하거나 큰 소리가 아니고, 그 정도가 미약해서 다른 사람들에게 눈치 채이거나 들리지 않을 때가 흔하게 있다).	☐	☐	2
내가 경험(관찰)한 틱은 중간 정도로 심하다(틱은 비슷한 자발적인 행동이나 말보다 더 심하거나 큰 소리이며 그 심한 정도 때문에 다른 사람들에게 눈치 채이거나 들릴 수 있다).	☐	☐	3
내가 경험(관찰)한 틱은 매우 심하다(틱은 비슷한 자발적인 행동이나 말보다 더 심하거나 큰소리이며 자주 '과장된' 성격을 띤다. 이와 같은 틱은 그 심하고, 시끄럽고, 과장된 성격 때문에 자주 다른 사람들에게 눈치 채이거나 들릴 수 있다).	☐	☐	4
내가 경험(관찰)한 틱은 극도로 심하다(틱은 극도로 심하고, 시끄럽고 과장되어 있다. 이러한 틱은 언제나 다른 사람들에 의해 눈치 채이거나 들리며 그 심한 표현 때문에 신체적인 외상–사고나, 남을 자극하거나 자신을 처벌하기 위해서–을 입을 위험이 있다).	☐	☐	5

④ 지난 일주일 동안 당신이 경험(관찰)한 틱은 얼마나 정상적인 행동으로 위장될 수 있었습니까? 당신의 틱은 얼마나 단순 또는 복합성입니까?(위의 틱 평가항목 중 당신이 복합성 틱으로 표시하신 밑줄로 표시된 부문을 다시 읽어 보시고 가장 적당한 항목을 선택하십시오)

	근육틱	음성틱	
나는 어떤 틱도 경험(관찰)하지 않았다. 만약 있더라도 모두 분명히 단순성이다.	☐	☐	
어떤 틱은 분명히 단순성은 아니다. 틱은 쉽게 위장된다.	☐	☐	1
어떤 틱은 분명히 복합성이고 옷을 매만지거나 '아하' 또는 '야' 등의 말과 같은, 짧은 시간 동안 '자동적으로 반복되는 행동'이나 의미 있는 말과 유사해 쉽게 위장된다.	☐	☐	2

어떤 틱은 보다 복합성이어서 위장될 수 없으나 '정상적인' 행동이나 말로 설명될 수 있는 갑작스런 여러 차례의 발작으로 나타날 수 있다(잡거나, 치거나 '맞다', '여보' 등의 말이나, 다른 사람의 말을 짧게 따라 하는 행동).	☐ ☐	3
어떤 틱은 매우 복합적이고, 지속적으로 여러 차례의 발작으로 나타나고, 특이하고 부적절하며, 이상하고 무례한 성격 때문에 위장될 수 없고 정상적인 행동이나 말로 쉽게 설명될 수 없다(오랫동안 얼굴에 이상한 표정을 짓고 있거나, 음부를 만지거나, 다른 사람들의 말을 따라 하거나, 말을 특이한 방식으로 하거나, 오랫동안 '그래서 어쨌다는 거야'라고 반복적으로 말하거나 '후', '쉬' 하고 말하는 경우).	☐ ☐	4
어떤 틱은 오랫동안 여러 차례의 발작으로 나타나는데, 그 기간이 길고 매우 특이하고 부적절하며, 이상하거나 무례한 성격 때문에 위장될 수 없고 정상적인 행동이나 말로 쉽게 설명될 수 없다(오랫동안 신체 부위를 노출하거나, 자해하는 행동이나, 무례하거나 음란한 말을 오랫동안 하는 경우).	☐ ☐	5

⑤ 지난 일주일 동안 당신이 경험(관찰)한 틱은 당신이 하고자 하는 일이나 말을 얼마나 자주 방해했습니까?

	근육틱 음성틱	
나는 어떤 틱도 경험(관찰)하지 않았다.	☐ ☐	
틱이 있더라도 나의 행동이나 말을 방해하지 않는다.	☐ ☐	1
틱이 있을 때 가끔 나의 행동이나 말을 방해한다.	☐ ☐	2
틱이 있을 때 자주 나의 행동이나 말을 방해한다.	☐ ☐	3
틱이 있을 때 자주 나의 행동이나 말을 방해하고 가끔 내가 하고자 하는 행동이나 말을 중단시킨다.	☐ ☐	4
틱이 있을 때 자주 그리고 완전히 내가 하고자 하는 말이나 행동을 중단시킨다.	☐ ☐	5

틱장애 척도

지난주에 있었던 틱과 관련되어 가장 적당한 항목에 V 표시하십시오.

당신의 틱이 얼마나 심한가와는 무관하게, 지난 일주일 동안 틱 증상이 얼마나 당신을 괴롭혔습니까?		
전혀 괴롭히지 않았다.	☐	10
아주 조금 괴로움. 틱이 자신감이나 가족들과의 생활, 사회적인 인정, 학교나 직업적인 기능의 미약한 어려움과 연관된다(드물게 틱과 관련되어 당면한 미래에 대해 걱정이 되거나 화가 난다, 가족 내의 긴장이 틱으로 인해 주기적으로 조금 올라간다, 친구나 친지들이 가끔 틱에 대해 눈치 채거나 좋지 않게 언급한다).	☐	20
중간 정도 괴로움. 틱이 자신감이나 가족들과의 생활, 사회적 인정 또는 학교나 직업적인 기능의 문제와 연관된다(불행감을 느낀다. 주기적인 가족의 고통과 갈등, 또래에 의해 자주 놀림을 당하고 주기적으로 사회적인 교제를 기피한다. 틱으로 인해 주기적으로 학교나 직업적인 활동에 지장이 있다).	☐	30
심하게 괴로움. 틱은 자신감이나 가족들과의 생활, 사회적 인정 또는 학교나 직업적 기능의 중요한 문제와 연관된다.	☐	40
극심하게 괴로움. 틱이 자신감이나 가족들과의 생활, 사회적 인정 또는 학교나 직업적 기능의 극심한 어려움과 연관된다(자살에 대한 생각을 유발하는 심한 우울감, 가족의 붕괴—별거나 이혼, 수용소에 거주, 사회적 유대의 붕괴—사회적 문제들 때문에 심하게 위축되어 있거나 학교를 그만두거나 직업을 잃는다).	☐	50

전반적인 인상

지난주의 틱과 관련해 가장 적당한 항목에 V 표시하십시오.

당신의 틱이 얼마나 심했나와 무관하게 지난 일주일 동안 틱 증상이 얼마나 당신을 괴롭혔습니까?

없음	나는 틱을 경험(관찰)하지 않았다.	☐	1
가벼움	나는 아주 약한, 미심쩍은 틱 증상을 경험(관찰)했다.	☐	2
약함	나의 틱은 전혀 방해가 되지 않고 대부분의 사람들이 눈치 채지 못한다.	☐	3
중간 정도임	나의 틱은 나의 일상생활에 약간의 문제를 일으키고, 때때로 몇몇 사람들이 눈치를 챈다.	☐	4
심함	나의 틱은 일상생활의 한 가지 이상의 영역에서 분명한 문제를 일으키고, 거의 대부분 상황에서 거의 항상 사람들이 눈치를 채게 된다.	☐	5
극심함	나의 틱은 주요한 일상적 활동에 큰 문제를 일으켜서 '평상적인' 생활이 불가능하게 하거나 심각한 곤경에 빠지게 한다.	☐	6
매우 극심함	나의 틱은 나를 무능력하게 하고, 또는 심한 상처를 입게 한다.	☐	7

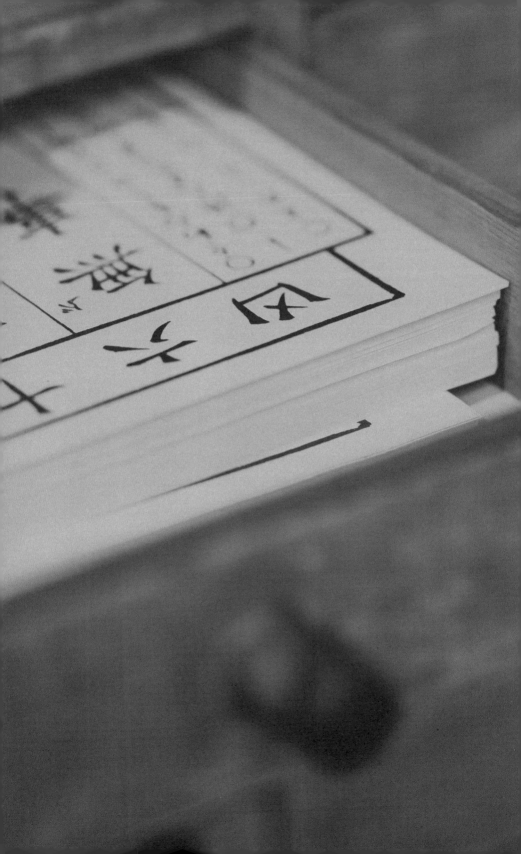

PART 5

A
D
H
D

교감하는 마음치료 이야기 ————————————————————————

1

활달한 아이? 산만한 아이?

어린 아이들을 데리고 다니다 보면, 주위에서 여러 가지 평가를 하거나 칭찬하는 경우가 많습니다. 아이가 활동이 많고, 대답을 잘하고 당당하면 '활달하다'라는 평가를 듣기도 하고, 이러한 활달한 친구가 도서관이나 조용한 환경에서 답답함을 느껴 왔다갔다하는 경우에는 '산만하다'라는 평가를 듣기도 합니다.

활발한 친구는 활달한 성격으로 사람과 쉽게 친해지고, 곧잘 운동도 하고, 장난도 많이 칠 겁니다. 반대로 차분한 성격의 친구는 조용한 성격으로 '내성적이다'라는 평가를 듣거나, 어른처럼 절제된 행동을 보여서 '의젓하다'라는 평가를 듣기도 합니다.

이처럼 성격의 특성은 상황이나 맥락에 따라 다양하며, 평가자의 성격에 따라서 아이의 행동을 다르게 평가하게 됩니다. 그런데 이렇게 활발하고 운동도 좋아하고, 자주 움직이는 친구들이 통제가 잘 되지 않거나 조용한 환경을 못 견디는 경우, '산만하다'는 평가를 자주 듣게 되면, 부모님들이 한 번쯤 하게 되는 고민이 있습니다. '혹시 우리가 아이가 ADHD가 아닐까?' 하는 것입니다.

최근 들어 어린 학생들의 생활환경이 많이 달라지면서 ADHD에 대한 사회적 관심도 많이 높아지게 되었습니다. 중학교를 들어가기 전까지는 뛰어놀고, 장난치고, 친구들과 노는 등 교류와 놀이가 주요 과업이었던 과거에 비해, 최근의 어린 친구들에게는 학원이나 도서관이 사교의 장이 되었습니다. 과거에는 놀이터나 운동장이 어린 친구들의 주요 활동 무대였다면, 지금은 앉아서 기초 지식을 쌓고 외국어를 습득하는 학원이나 도서관이 주요 활동무대가 되었습니다. 지금까지 활달하고, 사교적이고, 씩씩했던 친구들에게 힘든 세상이 펼쳐진 것입니다.

앉아 있고, 책읽기를 즐기는 친구들과 달리 항상 몸을 움직이며 즐거움을 얻고, 스포츠 활동과 놀이를 통해 스스로의 존재감을 느끼고 행복감을 느끼는 친구들에게는 이러한 환경이 여간 고역이 아닐 겁니다. 초중고를 거쳐 성인이 된 우리도 강의실에 앉아서 억지로 강의를 듣다보면 금방 졸음이 쏟아지고, 얼른 나가서 커피라도 한잔하고 싶은 것이 솔직한 심경일 것입니다. 이처럼 성인에게도 쉽지 않은 정적인 환경은 항상 활달하고, 움직이기 좋아하는 나이의 친구들에게는 어마어마한 스트레스 상황일 수 있습니다.

ADHD는 성격 특성이 아니라 신경계 질환입니다. 산만하고 활달한 우리 아이들이 ADHD로 잘못 낙인찍히지 않도록 ADHD에 대해 충분히 알아보고, 동시에 진짜 ADHD로 판명이 되었다면 어떤 관리가 필요하고, 어떻게 치료할 수 있는지 알아보도록 하겠습니다.

2

ADHD는 어떤 병일까요?

ADHD는 'Attention Deficit Hyperactivity Disorder'의 약자로 해석하면 주의력결핍 과잉행동장애를 의미합니다. 즉, ADHD는 주의력 부족과 함께 과도한 신체 활동 두 가지를 함께 포함하는 개념입니다.

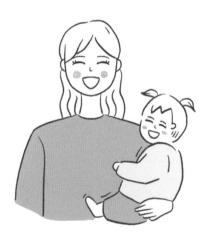

ADHD는 신경발달장애 질환

ADHD는 신경발달장애 질환으로 소아과 영역에서 가장 흔하게 나타나는 질환입니다. 신경발달장애 질환이라는 것은 즉, 활달한 성격이나 산만한 행동의 원인이 성격이 아니라 신경계의 과도한 항진에서 초래된다는 것을 의미합니다. 신경계 질환으로서 선천적인 원인을 갖고 있으므로 양육 방식이나 훈육을 통해 개선할 수 있는 질환이 아닙니다. 부모의 훈육과 교육을 통해 조절되는 산만함은 ADHD가 아닙니다. 아무리 혼을 내도 아이는 본인의 행동을 억제할 수 없기 때문에 신경계 질환인 것입니다.

따라서 아주 어릴 때부터 특성을 나타내지만, 정상아와 구분되지 않습니다. 특히 3세 이전에는 정상아도 신경계 발달이 미숙하므로 절대로 진단하거나 평가하지 않습니다.

유아가 걷거나 뛰기 시작하고, 스스로 다양한 활동을 하기 시작하면서 조금씩 행동이 두드러지기 시작합니다. 특히 행동이 많고 부산하며, 하나의 놀이에 집중하는 시간이 짧고, 위험한 행동을 자주 합니다. 그래서 다치거나 사고를 많이 당하기도 합니다. 이러한 행위의 정도가 일반적인 수준보다 높게 나타난다면 주의 깊게 지켜봐야 합니다.

일반적으로 유치원이나 학교 등 질서나 규칙을 지키고, 비교적 장시간 가만히 앉아 있어야 하는 것을 요구받는 환경에서 증상이 두드러집니다. 활달한 친구들은 자주 지적받고, 혼나더라도 이러한 선생님의 요구에 반응하고, 짧은 시간이라도 가만히 있고자 노력합니다. 그리고 집중하는 상황에서는 차분히 앉아 있기도 합니다. 그러나 ADHD 아동은 신경계 질환이므로 친구들이 싫어하더라도 이러한 행위를 하게 됩니다. 또래 친구들의 평가는 중요하고, 따돌림을 당할 수 있음에도 불구하고 이러한 행동이 상황과 무관하게 제어되지 않습니다.

ADHD 아동은 어릴 때 '개구쟁이', '산만하다'는 평가를 들으며 자랍니다. 따라서 친구들이 싫어할 정도로 행동이 과하거나 일상생활에서 지장이 초래되는 경우에도 주의 깊게 살펴봐야 합니다. 다시 한 번 강조하지만, ADHD는 훈육의 결과나 성격이 아니라 '신경계 질환'입니다.

나이에 따라 다르게 나타나는 ADHD

ADHD는 소아에게만 문제가 되는 것처럼 인식하는 사람들이 많습니다. ADHD를 놓치지 않고 꼭 치료해야 하는 이유는 단순히 산만한 행동 때문이 아닙니다. 산만한 행동은 학습장애를 유발하기 때문에 어릴 때 수행해야 하는 최소한의 공부나 지식을 습득할 기회를 잃어버리고, 중학교, 고등학교로 진학하면서 문제가 더욱 심각해집니다. 학습은 물론, 또래 친구들이 공감할 수 없는 과도한 행동으로 또래로부터 고립되어 친구를 사귀지 못하는 문제가 발생합니다.

사춘기로 접어들면 어릴 때만큼 과잉행동을 하지는 않습니다. 몸집이 커지기 때문에 어디에 올라간다거나, 잠시도 가만히 있지 못하는 행동은 많이 줄어들게 됩니다. 그러나 성격이 형성되고, 자기감정 표현이 강해지면서 충동성이 높아지게 됩니다. 심한 경우 반항적이거나 공격적인 행동을 제어하지 못하게 됩니다. 어릴 때는 산만하고 부산스런 행동으로 표현되던 증상들이 감소하고, 대신 공격적이고, 충동적이며 위협적인 형태로 바뀌게 됩니다.

다시 한 번 강조하지만 ADHD는 '신경계 질환'이므로 본인이 이러한 행동을 억제할 수 없습니다. 그러나 본인이 이러한 행동을 '원해서' 하는 것이 아니므로 스스로 느끼는 좌절감이 매우 클 수 있습니다. 주변에서 보면 마음대로 화내고, 충동적으로 행동해서 마음껏 행동하는 것처럼 보일 수 있으나, 본인이 원해서 하는 행동이 아니므로 좌절감이 크고, 동시에 이러한 좌절로 인한 분노나 우울감이 생길 수 있습니다.

사춘기를 거치면서 신체는 성인과 비슷하게 커지므로, 단순히 친구들과의 교우관계를 넘어서 선생님과 충돌하거나 사회적인 문제를 일으키게 됩니다. 본인의 의지와는 상관없는 충동성과 산만함으로 인해 원하지 않는 어려운 상황에 처하게 되는 것입니다. 사춘기에 접어든 시점에서 치료를 시작하게 되면 치료가 무척이나 어려워집니다. 특히, 증상이 제어되더라도 그동안의 행동들로 인해 친구들을 잃었던 기억, 선생님이 싫어했던 상황 등은 성격에도 영향을 미쳐 좌절감을 주고, 부정적인 자아를 형성하게 되기 때문에 ADHD는 조기에 발견해서 하루라도 빨리 치료를 시작하는 것이 중요합니다.

ADHD는 사춘기를 지나 성인기에 돌입하면 많이 어려운 상황에 처하게 됩니다. 성인이 된 시점에서는 사회적인 관계나 학업성취도는 이미 정해져버린 상황이고, 인격 형성도 거의 이루어져 있으므로 이러한 부분에서 개선할 여지는 많이 사라져버린 상태입니다. 특히 성인 ADHD는 특유의 충동성 때문에 직장을 다니는 것이 어려운 경우가 많습니다. 대인관계는 둘째 치고 기본적인 직업을 통해 돈을 벌고 생활하는 데 어려움이 발생하기 때문에 환자 스스로 느끼는 좌절감은 이루 말할 수 없습니다. ADHD는 하루라도, 1분 1초라도 빨리 치료를 시작하는 것이 중요합니다.

〈시기별로 살펴본 ADHD의 특징〉

1. 유아기~초등학교(과잉행동=집중력 저하=충동성)

- 수업시간에도 움직임이 많고, 꼼지락거린다.
- 딴짓을 하며 교사의 지시를 따르지 않는다.
- 기다리는 것을 잘하지 못한다.
- 실수가 많고, 알림장을 제대로 써오지 못한다.
- 과제를 끝까지 완수하지 못한다.
- 사소한 자극에도 쉽게 주의가 분산된다.
- 감정 조절을 잘하지 못하고 화를 잘 낸다.
- 친구와 자주 싸우며 참을성이 없고, 행동이 앞서는 경향을 보인다.
- 학습, 행동 문제로 인해 부모와의 갈등이 심화된다.

※ '산만하다', '외향적이다', '개구쟁이다', '철이 없다', '어리다', '눈치 없다', '말을 잘 듣지 않는다', '아무 생각이 없다' 등의 평가를 받기도 한다.

2. 중~고등학교, 사춘기(집중력 저하 = 충동성 > 과잉행동은 감소)

- 과잉행동은 감소(수업시간에 돌아다니는 행동)한다.
- 집중력 저하, 충동성은 유지된다.
- 학습장애를 유발한다.
- 게임이나 오락에 쉽게 빠진다.
- 반항적이고 공격적인 행동을 한다.
- 또래관계에서 문제를 일으키거나 교사나 부모와 감정적인 충돌을 야기하기도 한다.
- 좌절감, 분노감, 우울감이 있다.
- 부정적인 자아상, 공격적이고 불안정한 성격을 형성한다.
- 심한 경우 약물 남용, 폭행, 청소년 범죄로 연결된다.

3. 성인

- 상당수는 ADHD가 지속된다.
- 가만히 앉아 있어야 하는 자리에서 좌불안석의 모습을 보인다.
- 손발이 움직이기도 하며, 지나치게 말이 많다.
- 교통사고를 자주 낸다.
- 직업생활을 오랫동안 유지하지 못한다.
- 생각 없이 행동하거나 다혈질, 충동적인 행동을 한다.
- 대인관계 유지에 어려움을 겪는다.
- 관계를 안정적으로 유지하지 못하고, 강한 자극을 추구한다.
- 성인에서도 학습장애, 불안장애, 기분장애, 물질사용장애가 일반 인구에 비해 높게 나타난다.

3

혹시 우리 아이도 ADHD?

'진단은 신중하게, 치료는 과감하게!'

　ADHD는 조기 진단과 조기 치료가 매우 중요합니다. 그러나 3세 이전에는 절대로 진단하지 않습니다. 3세 이전에는 정상아도 신경발달이 미숙하므로 어느 정도 성장하기 전까지는 지켜보는 것이 중요합니다.

　동시에 ADHD는 조기 진단도 중요하지만, '정확한 진단'이 더욱 중요합니다. 특히 ADHD는 소아의 행동이 성격을 '질환'으로 규정하기 때문에 부모의 훈육 태도나 소아의 행동을 부정적으로 바라보게 됩니다. 따라서 정상 소아가 ADHD로 진단되게 되면, 단순히 본인의 성격이나 캐릭터가 '문제'로 정의되어 부모, 의사, 선생님 등 소아에게 많은 영향을 줄 수 있는 환경에서 본인의 성격이 문제로 취급되어버리기 때문에 위축된 성격으로 만들고, 자존감이 낮아지게 됩니다.

ADHD를 잘못 진단해서 치료하게 되면 몸에 문제를 남기지는 않지만, 성격이나 자존감, 정신에 상처를 남길 수 있습니다. 특히 ADHD를 치료하는 양방의 약물은 소아를 진정시켜주기 때문에 부모 입장에서는 얌전한 아이를 보며 편안함과 안정감을 느끼게 됩니다. '산만하고 활발한 아이'가 '얌전한 아이'가 되었기 때문에 안정된 상황으로 보일 수 있습니다. 그러나 아이가 본인 성격의 활발한 측면을 부정적으로 바라보게 되는 것은 결코 긍정적이지 않습니다. ADHD를 조기에 치료하지 못해도 문제를 유발하지만, 잘못된 진단으로 인한 상처도 소아의 자존감을 낮출 수 있으므로 주의해야 합니다.

4

ADHD는 어떻게 진단될까요?

ADHD는 신경계 질환이지만 직접적인 신경 검사를 진행하거나 어려운 검사를 통해 확진할 수 없습니다. 따라서 경험이 많은 전문가와의 면담과 행동 관찰, 설문지를 통한 임상 진단이 무척 중요합니다. 신경 검사를 통해 ADHD를 확진할 수 없기 때문에, ADHD의 진단은 단순히 전문가의 관찰 외에도 여러 가지 설문 검사와 병력 청취를 심층적으로 살펴봐야만 정확하게 진단할 수 있습니다.

ADHD의 진단은 다음의 내용을 종합해서 판단해야 합니다.

① 처음 태어났을 때와 아기 때 예민하다거나 행동의 특징이 없었는지 확인합니다.

② ADHD로 의심되는 주된 행동들의 특징을 듣고, 영상으로 확인합니다.

③ 과잉행동, 주의산만, 충동적 행동과 관련된 주요 과거 사건에 대해 확인합니다.

④ 평소 사회적인 관계와 생활을 파악하기 위한 입체적 면담과 설문을 진행합니다.

- 부모와 자녀의 상호관계
- 가정과 학교생활
- 아동에 대한 부모와 교사의 평가

⑤ 아동에 대한 직접적인 면담과 관찰

- 전문가가 아동을 직접 현장에서 보고, 면담을 하면서 현장에서 다시 확인합니다.

먼저 ①번은 아이가 태어나서부터 아주 어릴 때까지 특이적인 행동을 하지는 않았는지 확인합니다. 즉, 훈육 과정에서 아이가 다소 산만해지거나 주의력 결핍이 발생한 것은 아닌지 확인하기 위한 과정입니다. 아기 때 별다른 특징이 없었다면 더욱더 진단에 주의해야 합니다. ②번과 ③번은 아이를 가장 많은 시간 관찰하는 부모의 직접적인 진술과 함께, 가능하다면 영상 촬영을 통해 부모의 평가가 개입되지 않은 객관적인 자료를 같이 참조해서, 아이의 평소 모습을 확인하는 과정입니다. 부모의 성향에 따라 아이의 상황을 과장할 수 있으므로 영상 자료를 같이 확인하는 것이 매우 중요합니다. ④번은 가정 외에 아이의 사회생활에서 특징적인 점이 없는지 확인하는 과정입니다. 특히 면담과 함께 객관적인 설문지를 제공해서 부모님이나 선생님 등 비전문가 관찰자의 편견을 배제하는 것이 중요합니다. ⑤번은 마지막으로 전문가가 현장에서 소아를 일정 시간 관찰하고 면담하면서 확인하는 과정입니다. 그러나 아이가 진단 과정을 무겁고, 어렵게 느껴서 산만하게 행동할 수도 있고, 그냥 그날 그 시간에 지루함을 느껴서 집중을 못할 수도 있기 때문에 종합적인 면담이 매우 중요합니다.

의사가 24시간 소아와 함께 생활하면서 진단하는 것이 가장 정확하게 진단할 수 있는 방법입니다. 그러나 그것이 불가능하므로, 여러 관찰자의 눈과 귀를 빌려서 상황을 입체적으로 파악해 마치 의사가 소아와 오랜 시간 함께 생활한 것과 유사한 정도의 정보를 획득하는 것이 중요합니다. 따라서 광범위하게 수집된 정보와 꾸준하고 일관되게 관찰되는 과잉행동과 주의력결핍이 병적인 수준으로 나타나는 것을 바탕으로 ADHD로 진단할 수 있게 됩니다.

주의력 및 심리 평가 검사

'주의력결핍 과잉행동장애 평정척도'와 같은 증상평가척도는 ADHD 증상을 객관적인 수치로 정량화할 수 있는 검사법입니다.

ADHD의 증상은 참을성과 자제력이 부족하고, 주의집중을 하는 것이 어려운 것이 특징입니다. 따라서 ADHD 검사는 주의를 집중해야만 해결할 수 있는 과제를 줍니다. 그래서 일반적인 소아들이 충분히 해결할 수 있는 과제에서 어려움을 겪는다면, 일반 소아와 ADHD 소아를 구분할 수 있게 되는 것입니다.

ADHD 검사 종류

① 지속수행 검사(Continuous Performance Test)

– 각성도, 주의집중력을 보다 객관적으로 측정하기 위해서 가장 흔히 쓰이는 방법

– 정상 아동과 ADHD 아동을 구별하거나 치료 효과를 구별하는 데 유용하다고 알려짐

② 토바 검사(T.O.V.A, Test of Variables of Attention)

③ 주의력 평가시스템(ADS, ADHD Diagnostic System)

④ 종합주의력 검사(CAT, Comprehensive Attention Test)

5

ADHD는 치료가 가능할까요?

ADHD는 치료가 가능합니다. 중추신경 자극제나 삼환계 항우울제 등의 양약 복용을 통한 치료 가능성도 어느 정도 입증되어 있습니다. 그러나 소아는 성인과 달리 신체와 두뇌, 신경이 충분히 발달하지 못한 상태이고, 성인이 되기 전까지 외부 자극이나 약물에 취약할 수밖에 없습니다. 따라서 많은 부모님들이 양약 복용을 꺼리게 되고, 치료에 부담을 느끼고 미루는 경향이 있습니다.

치료를 해서 ADHD는 좋아졌지만, 혹시 약물로 인한 다른 부작용이 생기지 않을까에 대한 부담이 크고, 특히 신경계 약물을 복용한다는 것이 아직은 낯설기 때문에 선뜻 결정하기 어려운 부분이 있습니다. 그리고 한 연구 사례에서는 청소년기로 넘어가면서 20% 정도의 소아 ADHD 환자는 자연스럽게 완치되는 것으로 나타나기도 했습니다. 그러나 우리 아이의 미래를 20%의 낮은 확률만 믿고 마냥 기다리는 것도 답답하고 힘든 일입니다.

교감한의원 연구진은 ADHD 아동들을 오랜 시간 접하면서 보다 효과적인 한약 처방을 발굴하고, 연구개발하기 위해 노력해왔습니다. 특히 다른 성인의 정신, 심리 질환에 비해 상대적으로 유약하고 미숙한 소아를 상대하는 것이므로 부작용이 없는 것이 강한 효과보다 더욱 중요한 부분이었습니다.

수백 년 전의 임상 기록들을 살펴보면 다양한 종류의 한약재가 신경 안정 효과를 내는 것으로 알려져 있습니다. 광물성 약재가 특히 효과적이라고 알려져 있으며, 효과가 강한 만큼 부작용이 강한 약재들도 있어 현재는 사용이 금지된 약재도 있습니다. 이처럼 강한 부작용을 유발하는 약재를 제외하고, 현재 신경 안정에 활용하는 한약재들은 그 안정성이 입증되어 있습니다. 우리의 일상생활에서 자주 접하는 안정제로는 '우황청심환'이 있습니다. 드라마에서 충격을 받은 어머니들이 청심환을 먹고 마음의 안정을 찾는 장면을 자주 봅니다. 이처럼 한의학에는 다양한 신경 안정 한약재가 있고, 안정성이 확보된 한약재를 중심으로 임상 현장에서는 ADHD에 효과적인 처방들이 연구되어 치료에 활용되고 있습니다.

특히, 한의학은 오래된 역사만큼이나 다양한 분야에 걸쳐 연구가 진행되어왔고, ADHD도 예외는 아닙니다. ADHD라는 병명은 최근에 알려지고 도입된 것이지만, 이러한 증상을 호소하는 아동은 과거부터 있어왔고, 현재도 있습니다.

지금도 그렇지만 과거 궁중에서는 장차 왕이 될 아이를 위한 태교 한약을 시기에 맞춰 복용할 정도로 우리 조상들은 자식과 교육에 대한 애정이 남달랐습니다. 동방예의지국으로 불릴 만큼 예의범절과 교육을 중시하는 우리 선조들의 문화 속에서 ADHD와 같이 집중력이 낮고, 과잉행동을 자주 보이는 아동을 치료하는 것은 매우 중요한 문제였습니다.

임상 현장에서도 매일 느끼고 있지만, 과거에 수많은 치료 사례를 통해 안정성이 입증된 한약을 통한 ADHD의 치료가 많이 알려져 있지 않은 것은 매우 안타까운 일입니다. 한약 전문가인 한의사들에게도 생소한 경우가 있으니 일반 대중에게 알려져 있지 않다는 것은 어떻게 보면 자연스러운 일입니다.

그러나 ADHD는 소아의 인격과 학업, 직업, 인간관계에 걸쳐 광범위하게 문제를 일으키므로 부작용이 없는 치료 방법을 매우 적극적으로 시도하는 것이 중요합니다. 교감한의원의 의료진은 이러한 노하우와 치료법을 보다 널리 알려 많은 ADHD 아동들이 도움을 받고, 어릴 때 누릴 수 있는 많은 즐거움과 행복을 찾기를 바라는 마음으로 지금도 홍보에 힘쓰고 있습니다.

한약으로 어떻게 ADHD를 치료할까요?

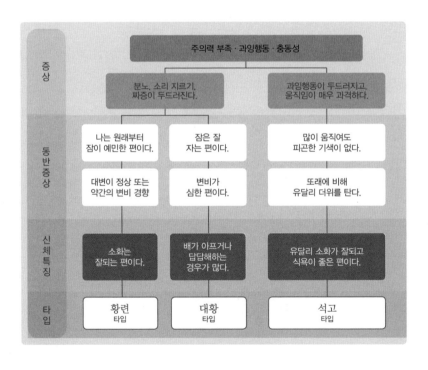

한의학은 개별 환자의 신체 상태나 평소의 생활상에 맞춰서 다양한 경로를 통해 치료에 접근하게 됩니다. 너무 다양한 타입으로 분류되기 때문에 이해를 돕기 위해 대표적인 타입만 분류해 앞서 표에 실었습니다. 실제 진료 현장에서 ADHD 소아들은 보다 다양한 질문과 관찰을 통해 파악하게 되고, 면밀한 관찰, 문진 과정을 통해 보다 다양한 타입으로 분류됩니다.

체구가 왜소하고, 밥을 잘 챙겨먹지 않는 소아 중에서도 활달하고, 산만하며, 주의집중에 어려움을 겪는 친구가 있고, 식욕이 왕성하고, 힘도 좋고, 더위를 많이 타는 친구 중에서도 활달하고, 산만한 친구가 있습니다. 대부분 밥을 잘 먹지 않고, 왜소한 소아의 경우 예민하거나 잔병치레가 많고, 아기 때부터 잠이 예민해 자주 깨는 경향이 있습니다. 이러한 소아의 ADHD에는 신경계의 기능 중에서도 자율신경계 작용이 산만하고 활달한 행동을 유발하기 때문에, 이 경우 황련이라는 한약재를 주요 신경 안정 약물로 선택하게 됩니다.

황련은 성인의 불안이나, 불면에 자주 쓰이는 한약재로 수년간 복용해도 아무런 문제가 없을 만큼 안정성이 뛰어난 한약재입니다. 진정 효과가 뛰어나기 때문에 체질이 맞지 않는 사람이 복용하게 되면 몸이 가라앉고, 차분해질 만큼 효과가 강하지만, 복용을 중단하면 하루이틀 사이에 다시 컨디션을 회복할 만큼 안정성이 높은 한약재입니다.

식욕이 왕성하고, 힘도 좋고, 더위도 많이 타는 ADHD 소아의 경우는 황련 타입과는 반대로 잔병이 없고, 잠도 잘 자는 경우에 해당합니다. 예민하거나 잔병이 없지만, 지나치게 활동적이고 아침에 나가면 해가 질 때까지 뛰어놀 수 있을 만큼 체력과 에너지 대사가 왕성한 타입입니다. 체내에서 열에너지와 활동에너지를 소비하는 능력이 뛰어난 만큼 소화력이 좋아서 음식을 자주, 그리고 많이 복용해야만 기초대사를 유지할 수 있는 것이 특징입니다. 성인의 경우에는 평생 병원 근처를 안 가는 분들이 많을 만큼 건강을 자랑하지만, 왕성한 활동에너지와 열에너지가 ADHD의 증상을 유발하는 원인이 됩니다. 세포 대사가 지나치게 왕성해 주체할 수 없을 만큼 에너지가 넘치기 때문에 움직이지 않는 것이 힘들 정도이므로 ADHD가 아닌 경우에도 ADHD로 혼동할 만큼 산만하고 활동적입니다. 과항진된 에너지 대사가 신경을 끊임없이 흥분시키게 되고, 왕성한 에너지가 과한 경우 소아의 경우에는 ADHD, 성인의 경우에는 분노조절장애나 쉽게 흥분하는 성격 특성을 보이기도 합니다. 이러한 유형의 ADHD에는 석고라는 한약재를 주요 약물로 선정하게 됩니다.

석고는 진정 효과와 해열 효과가 뛰어난 한약재로 적합한 체질이 복용하면 정상적인 상태로 만들어줄 만큼 효과적이고, 열에너지가 부족한 체질이 복용하는 경우에는 컨디션이 저하될 만큼 가라앉히는 효능이 뛰어납니다. 황련이나 석고 모두 진정효과가 뛰어난 한약재이지만, 적합하지 않은 체질이 복용하면 독이 되고, 적합한 체질이 복용하면 보약이 됩니다.

대황 타입은 조금 독특한 특징이 있습니다. 앞서 설명한 두 가지 체질과는 달리 만성적이고, 심한 변비를 호소하는 것이 특징입니다. 특히 대황제를 활용하는 소아의 변비는 선천적인 경우가 많습니다. 이는 사춘기 이후에 스트레스나 긴장과 함께 나타나는 변비와 달리, 선천적으로 타고난 대장의 배변 기능으로 인해 발생되는 변비로 하루만 변을 못 봐도 가스가 심하게 차고 복통을 호소할 만큼 그 정도가 심한 것이 특징입니다. 아기 때부터 관장을 시켜온 경우라면 무조건 대황 타입을 의심해야 할 만큼 그 양상이 특징적입니다.

여기까지 읽다보면 한 가지 궁금증이 생기실 겁니다. 신경이 예민하거나 에너지가 과항진되어 나타나는 황련이나 석고의 ADHD는 나름대로 일리가 있지만, 대변과 신경계 질환은 무슨 상관이 있을까? 하는 생각이 들기 마련입니다. 앞서 독특하다고 설명한 이유가 바로 이 배변 기능과 신경 기능과의 상관성이 생소한 개념이기 때문입니다. 그러나 지나치게 활동적이거나 공격적인 사람, 또는 화를 심하게 내거나 열이 심한 증상으로 치료가 필요할 때, 동서양을 막론하고 관장을 시켜 사람을 진정시킨 사례는 꾸준히 있어왔습니다. 그러나 언제, 어떤 사람의 어떤 질환에 배변을 시켜주는 것이 효과적인지 몰랐기 때문에 명확한 기준이 없이 활용되어왔습니다. 그러나 관장법이나 이러한 대황제를 통해 배변을 시켜주는 것이 신경을 안정시키는 데 효과를 나타낼 만큼 대황 타입의 환자는 아주 고질적이고 만성적인 변비를 갖고 있습니다. 아기 때부터 관장을 시켜야 되니 이러한 소아의 부모님들은 아주 어릴 때부터 많은 고민을 하면서 육아를 하게 됩니다.

예를 들어, 우리가 대변을 보고 싶어서 배가 아픈데 대변을 볼 수 없는 상황에 처하게 되면 얼마나 조급해지고, 초조해지며, 산만해지고, 주의집중이 흐려지는지 생각해보면 조금은 이해가 될 것도 같습니다. 매일, 수시로 이러한 상황에 있는 소아가 편안하게 앉아서 책을 보고 공부를 하는 게 오히려 어려운 일이 아닐까 생각됩니다.

이처럼 ADHD의 행동과 증상을 유발하는 신체적 원인은 다양합니다. 결과적으로 이러한 신체적 원인들이 신경계에도 악영향을 미쳐 결국은 신경계 문제와 함께 ADHD를 유발하거나 심화시키게 됩니다. ADHD는 부작용 없는 한약 복용을 통해 건강하게 치료될 수 있습니다. 또한 여러 타입 내에서도 다양한 신체 유형이 있기 때문에 실제 처방은 훨씬 더 복잡하고 다양하게 이루어집니다. 그러나 가장 큰 원인을 파악해서 분류하는 것이 치료의 출발점이고, 정확하게 파악이 되면 한약 복용을 통해 부작용 없이 치료가 이루어지게 됩니다.

이것만은 꼭 기억하세요!

• ADHD는 신경발달장애 질환입니다.

• ADHD의 60~85%는 청소년기까지 증상이 지속됩니다(약 60%는 성인기까지 지속).

• ADHD는 조기에 치료를 시작할수록 예후가 좋습니다.

• ADHD는 체질에 맞는 맞춤 한약으로 치료할 수 있습니다.

• ADHD를 겪는 아이를 이해하기 위해 부모 교육 프로그램을 활용해야 합니다.

7

ADHD는 어떻게 케어하면 좋을까요?

ADHD는 신경계 질환에 속하지만, ADHD 소아가 경험하고 겪게 되는 상황은 아이의 감정과 기억에 모두 영향을 미칩니다. 특히 ADHD 소아는 본인의 의지와 무관하게 주변 상황에 협조하는 자제력이 부족하기 때문에 가정, 사회, 또래집단에서 문제아로 낙인찍히게 됩니다. 특히 학교나 또래집단에서 경험하는 여러 상황들은 아이에게 쉽게 마음의 상처를 남기기 때문에 가장 가까운 곳에 있는 부모님이 아이의 심리적 안정과 케어에 있어 중심이 되어야 합니다.

ADHD가 신경계 질환이라는 사실을 강조하고 또 강조한 것은, 많은 부모님들이 갖고 있는 오해를 바로잡기 위해서입니다. 아이가 산만하고, 집중하지 못하고, 선생님에게 문제아로 낙인찍히기 때문에 많은 부모님들은 '혹시 내가 아이를 잘못 키운 게 아닐까?'

하는 생각을 갖게 됩니다. 훈육이 지나치게 자유롭고, 아이의 입장에서 이루어져온 경우, 이를 수정하기 위해 갑자기 엄격하게 훈육을 해서 아이에게 혼란과 불안감을 주기도 합니다. 혹은 엄격하게 훈육을 해오던 부모님들은 아이를 더 통제하기 위해 보다 엄격하고 억압된 분위기를 조성해 아이를 더욱 엄하게 키우고자 애쓰게 됩니다.

훈육 방식이 적절하다고 판단되는 경우에는 아이의 성격 탓으로 돌리게 됩니다. 아이의 기질이 산만해서 그렇다, 아이가 고집이 세다 등 아이의 캐릭터로부터 비롯된 상황으로 보게 되면 아이에게 함부로 대하는 상황이 발생하기도 합니다. 그러나 ADHD는 신경계 질환으로, 아이가 부모의 주의나 경고를 무시해서가 아니라 그러한 상황에 적절하게 대처하는 능력이 떨어져 있는 상태인 것입니다. 따라서 자녀의 머릿속에서 끊임없이 활동하고, 움직이게 만드는 이상 신경 신호들을 감소시켜 안정되도록 돕는 것이 중요합니다. 그러므로 한약 복용을 통해 아이의 신경계를 충분히 안정시키는 것이 우선되어야 합니다. 뇌신경에서 불필요한 자극과 신경 신호가 발생하지 않고 진정이 되면 아이의 과잉행동이 우선 감소하고, 차분히 있는 시간이 길어지게 되면, 그때부터 비로소 집중력을 발휘할 수 있게 됩니다.

정상 소아도 차분히 앉아서 집중력을 발휘하기 위해서는 독서교육과 같은 꾸준한 훈련이 필요하듯이 ADHD 소아도 점진적으로 증상이 개선되기 때문에 부모가 인내심을 가지고 지켜봐야 합니다. 과잉행동이 감소하고, 집중 시간이 늘어나서 활발한 정상 소아의 수준이 되면 그때부터 독서 교육과 같은 학습 교육을 시작하면 됩니다. 우리 아이가 조금 먼 길을 간다고 생각하고, 긴 안목으로 도와줘야 합니다.

약하게 타고난 아이가 밥을 잘 먹지 못하고, 체력이 약할 때는 부모의 노력 외에 보약을 복용시켜 아이가 건강해지도록 돕는 것처럼, 신경이 산만한 아이가 집중하지 못할 때 신경 안정 보약을 복용시켜 차분함과 자제력을 길러주는 것은 다를 게 없습니다. 모든 사람들은 각자가 다소 부족한 부분을 갖고 태어나고, 이런 부족한 부분을 채워나가면서 살아가게 됩니다. ADHD도 마찬가지입니다. 따라서 부모의 지도와 훈육은 아이의 뇌가 충분히 안정되어 있어서 외부 자극에 적절하게 반응할 수 있는 안정된 상태에서 이루어져야 효과가 있습니다. 다시 한 번 강조하지만, ADHD는 부모님의 교육과 훈육에서 비롯된 병이 아니고, 치료할 수 있는 신경계 질환입니다.

ADHD 증상이 있는 우리 아이가 다소 특별한 만큼, 우리 부모님들도 특별해질 필요가 있습니다. 우리는 성인이 되는 과정에서 자신도 모르게 여러 가지 기준과 잣대가 형성되었습니다. 무엇이 정상인가, 무엇이 옳은 것인가, 무엇이 건강한가 등에 대해 평균적인 기준을 갖고 있기 때문에 아이의 행동을 이해하는 것이 쉽지 않습니다. 이해할 수 없는 행동을 보이는 소아에게 인내심을 갖는 것 역시 쉽지 않은 일입니다. 화가 나더라도 '아, 그래서 그랬구나'

와 같은 이해가 바탕이 된다면 우리 부모님들도 훨씬 더 관대하게 인내심을 발휘할 수 있을 것입니다.

우리 아이가 쓰고, 맛없는 한약을 먹는 노력을 하고, 차분해지기 위해 애쓰는 만큼 부모님들이 우리 아이를 어떻게 바라볼 것인가에 대한 관점을 수정하기 위해 교육을 받는 것도 좋은 방법입니다. 조금 남다른 우리 아이에게는 조금 특별한 교육이 필요합니다. 가깝게는 보건소의 정신건강증진센터에서 주기적인 교육 프로그램을 진행하고 있고, 이외에도 전문 교육기관을 찾아갈 수 있습니다. '말 안 듣는 아이' 부모교육 프로그램 등을 활용하는 것도 좋습니다. 이러한 교육을 통해 아이의 부정적인 행동에 대한 이해, 긍정적인 관심 증가, 효과적인 지시법과 칭찬, 토큰 제도, 타임아웃 등을 포함해 일관성 있는 양육 태도, 안정적인 환경, 긍정 행동에 대한 보상 등 여러 가지를 배울 수 있습니다.

참고문헌

조수철 저, 《틱장애》, 서울대학교출판부

조수철 저, 《주의력 결핍 과잉운동장애》, 서울대학교출판부

이윤진, 손영진, 김광혁, 문병순, 윤종민 저, 〈습관 반전 치료를 병행한 성인 틱장애 환자의 한방치험 1예〉, 〈동의생리병리학회지〉 제26권 5호

이록윤 저, 〈만성 기침으로 나타난 만성 음성 틱장애 1예〉, 〈대한내과학회지〉 제465권 제5호

David Brizer 저, 《정신의학》, 이두

전국한의과대학 신경정신과 교과서편찬위원회 저, 《한의신경정신과학》 제3판, 집문당

대한신경정신의학회 저, 《신경정신의학》 제3판, 아이엠이즈컴퍼니

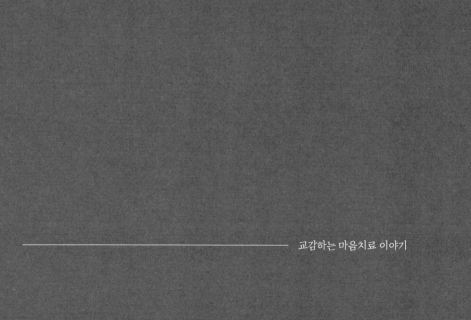

교감하는 마음치료 이야기

본 책의 내용에 대해 의견이나 질문이 있으면
전화 (02)333-3577, 이메일 dodreamedia@naver.com을 이용해주십시오.
의견을 적극 수렴하겠습니다.

교감하는 마음치료 이야기

제1판 1쇄 | 2020년 8월 15일

지은이 | 고영협 노가민 노의준 신강식 우석윤 장지욱
펴낸이 | 손희식
펴낸곳 | 한국경제신문*i*
기획제작 | ㈜두드림미디어
책임편집 | 우민정

주소 | 서울특별시 중구 청파로 463
기획출판팀 | 02-333-3577
영업마케팅팀 | 02-3604-595, 583 FAX | 02-3604-599
E-mail | dodreamedia@naver.com
등록 | 제 2-315(1967. 5. 15)

ISBN 978-89-475-4624-9 (03510)